AF451767

RECHERCHES

SUR LA

GÉNÉRATION DES MAMMIFÈRES

ET SUR

LA FORMATION DES EMBRYONS.

IMPRIMERIE DE DUCESSOIS,
QUAI DES AUGUSTINS, 55.

RECHERCHES

SUR

LA GÉNÉRATION

DES MAMMIFÈRES,

PAR M. COSTE.

SUIVIES DE RECHERCHES

SUR LA

FORMATION DES EMBRYONS,

PAR MM.

DELPECH ET COSTE.

Mémoire qui a obtenu une médaille d'or à l'Institut de France.

PARIS,

LIBRAIRIE DES SCIENCES MÉDICALES,

DE JUST ROUVIER ET E. LE BOUVIER,

RUE DE L'ECOLE-DE-MÉDECINE, 8.

RAPPORT

FAIT

A L'ACADÉMIE ROYALE DES SCIENCES,

Par Messieurs

SERRES, ISIDORE GEOFFROY-SAINT-HILAIRE,

ET DUTROCHET, Rapporteur.

SÉANCE DU 5 MAI 1834.

Ce mémoire, dont le titre semble indiquer des recherches générales sur la génération des mammifères, ne contient dans le fait que des recherches sur l'ovologie du lapin. L'auteur annonce ce mémoire comme un premier travail qui doit être suivi par d'autres travaux du même genre. Après avoir étudié l'œuf dans l'ovaire, il le suit dans l'utérus, et il décrit les divers phénomènes de développement qu'il y subit.

Il n'y a pas très long-temps que l'on s'accorde généralement à reconnaître que les femelles des mammifères ont des œufs analogues à ceux des ovipares. Leur découverte est cependant déjà ancienne dans la science, car elle remonte à Graaf, qui découvrit de véritables œufs dans les cornes de l'utérus des lapines fécondées. Il chercha à découvrir ces mêmes œufs dans l'ovaire; mais ses recherches à cet égard ne furent pas couronnées de succès. On sait que les ovaires des femelles mammifères présentent des vésicules de différentes grosseurs et remplies d'un liquide albumineux. Ces vésicules, qui avaient été vues antérieurement par beaucoup d'anatomistes, furent considérées par Graaf, comme de véritables œufs : cependant, comme il lui fut facile de reconnaître que ces œufs prétendus étaient environ dix fois plus gros que ceux qu'il avait trouvés dans l'utérus de la lapine fécondée, il admit que les œufs dans l'ovaire renferment une autre matière qu'ils perdent en passant dans l'utérus ; ce qui fait qu'ils deviennent plus petits. Ceci était une erreur sans doute ; mais elle n'était pas bien éloignée de la vérité. Avant d'aller plus loin, jetons ici un regard sur la structure de l'œuf de l'oiseau, observé dans l'ovaire.

L'œuf de l'oiseau dans l'ovaire est contenu dans une capsule (ou calyce), dans laquelle il est complètement libre ou exempt d'adhérence. Cette capsule s'ouvre lors de la maturité de l'œuf pour le laisser échapper, et le pavillon de l'oviducte s'en empare. La structure de l'œuf de l'oiseau, pendant qu'il est encore dans l'ovaire, a été dévoilée dans ces derniers temps par les recherches de Baër et de Purkingé. Le premier a vu qu'il existe au milieu de la matière émulsive du jaune une petite cavité qui communique par un canal avec la partie extérieure de l'œuf, là où se trouve la cicatricule. Purkinge a vu que dans cet endroit il se trouve une vésicule un peu aplatie, fort petite et remplie d'un liquide diaphane. Cette vésicule, qui paraît être venue du centre du jaune à la surface par le canal dont nous venons de faire mention, ne s'observe que dans les œufs encore contenus dans la capsule de l'ovaire ; elle a complètement disparu dans les œufs parvenus dans l'oviducte. Purkinge émet dans son ouvrage [1] l'idée que cette vésicule est rompue par les contractions de l'oviducte, et que sa lymphe épanchée dans la cicatricule sert, par son mélange avec la substance que cette cicatricule contenait, à former le *colliquamentum* à granules blancs qu'on y observe. Mais, dans une note mise au second paragraphe de sa dissertation, note qui paraît avoir été ajoutée après coup et au moment de l'impression, Purkinge revient sur l'idée qu'il vient d'émettre, et il dit qu'il lui paraît actuellement plus vraisemblable que la vésicule qu'il a découverte, forme le blastoderme, et que ses deux hémisphères s'étendent en double membrane. Le blastoderme, en effet, composé de deux membranes superposées, peut être considéré comme une vésicule aplatie et dont les deux hémisphères ont été mis en contact. Cette opinion, à laquelle s'arrête Purkinge, mérite un sérieux examen. Cela doit engager à faire de nouvelles recherches sur le sort qu'éprouve la vésicule de Purkinge après la fécondation. Si les faits

---

[1] *Simbolæ ad ovi avium historiam ante incubationem.* 1830.

étaient confirmatifs de l'opinion de cet auteur, il en résulterait que
l'animal serait primitivement une simple vésicule dont la première transformation serait un aplatissement en deux segmens de sphère emboités ;
car le blastoderme qui serait ainsi produit est véritablement l'animal
futur tout entier, encore en germe et voisin de la forme sous laquelle il
a commencé à exister.

Revenons actuellement à la recherche de l'œuf des mammifères dans
l'ovaire. Chaque vésicule de Graaf ne pouvait évidemment être comparée
qu'à l'œuf de l'oiseau ; c'était donc dans sa cavité qu'il fallait chercher le
véritable œuf de la femelle mammifère. C'est ce que firent les premiers,
MM. Prévost et Dumas, qui publièrent leurs observations sur cet objet,
en 1825, dans leur troisième mémoire sur la génération. Ayant ouvert
une vésicule de Graaf dans l'ovaire d'une lapine, ils recueillirent le fluide
qui s'en écoula, et l'ayant examiné au microscope, ils trouvèrent nageant
librement dans ce liquide, un petit corps oviforme qui leur parut devoir
être l'œuf véritable. Cependant, ils observèrent qu'il était plus petit et
plus opaque que les œufs qu'ils avaient trouvés dans les cornes de l'utérus
de la lapine ; en sorte qu'il put rester dans leur esprit quelques doutes à
cet égard. Plus tard, Baër répéta ces observations, et, ayant toujours
trouvé ce corps oviforme dans la vésicule de Graaf, il émit la singulière
idée que cette vésicule était un œuf contenant un autre œuf. L'œuf des
mammifères était ainsi, selon son expression assez singulièrement mathé-
matique, un œuf *élevé à la seconde puissance*. Il eût été plus conforme à
la vérité de considérer la vésicule de Graaf comme une capsule ovarienne
qui, au lieu de ne contenir que l'œuf tout seul, comme cela a lieu chez
l'oiseau, contient de plus un liquide dans lequel nage cet œuf. Tel était
l'état de la science, lorsque M. Coste a commencé ses recherches sur ce
même objet. Il trouve constamment dans chaque vésicule de Graaf, le
petit corps oviforme que les précédens observateurs avaient vu avant lui ;
mais plus heureux qu'eux, il découvrit dans ce petit corps oviforme des
particularités d'organisation qui achevèrent de lui démontrer ce que
l'analogie indiquait déjà, savoir que ce petit corps oviforme était véritablement l'œuf de la femelle mammifère observé dans l'ovaire et avant la
fécondation. M. Coste ayant extrait un de ces œufs d'une vésicule de
Graaf, chez une lapine fraîchement tuée. et l'ayant soumis au microscope, il y découvrit dans le voisinage de sa surface un champ transparent

circulaire qui se détache nettement sur le corps opaque de cet œuf. Ce champ transparent circulaire paraît être une vésicule diaphane, dont la position, la forme et l'aspect, sont en tout identiques à ce qu'on observe chez la vésicule de Purkinge, dans l'œuf des oiseaux. Ici l'analogie paraît évidente, autant du moins qu'on peut la constater entre des objets microscopiques. Il ne paraît donc point douteux que le corps oviforme flottant dans le liquide que contient la vésicule de Graaf, ne soit véritablement un œuf. Cet œuf rempli d'une matière opaque analogue à la matière du vitellus de l'oiseau, est enveloppé par une membrane diaphane, dont le microscope fait voir l'épaisseur par transparence sur la circonférence de l'œuf. Voilà tout ce que l'observation apprend ici; cependant, M. Coste reconnaît à cet œuf une organisation plus complexe, ainsi que nous allons le dire tout-à-l'heure.

Vingt-quatre heures après l'accouplement, M. Coste a trouvé des œufs dans l'utérus d'une lapine. Ils étaient d'une extrême petitesse, on ne pouvait les voir qu'avec une forte loupe : transportés sous le microscope, ils ne présentaient aucun vestige de ce champ transparent circulaire, que nous avons dit plus haut attester la présence de la vésicule de Purkinge. Ainsi, cette vésicule disparaît lorsque l'œuf est arrivé dans l'utérus de la lapine, comme elle disparaît lorsque l'œuf de l'oiseau est arrivé dans l'oviducte. C'est un nouveau point d'analogie qui achève de prouver que c'est véritablement la vésicule de Purkinge que M. Coste a découverte dans l'œuf de la lapine contenu dans l'ovaire.

Le troisième jour après l'accouplement, M. Coste a trouvé de cinq à sept œufs dans les cornes de l'utérus : ils avaient acquis le diamètre d'une ligne environ, on les voyait à l'œil nu ; ils n'adhéraient point du tout à l'utérus, en sorte qu'on les faisait mouvoir en soufflant dessus. Un de ces œufs étant placé dans l'eau dans un cristal de montre, on voit qu'il est presque transparent, et il ne paraît posséder qu'une seule membrane enveloppante. Mais bientôt il se manifeste un phénomène qui dévoile ici l'existence de deux membranes. Cet œuf contient un liquide organique plus dense que l'eau dans laquelle il est plongé; il ne tarde donc pas à se développer un phénomène d'endosmose. L'eau s'introduit au travers de la membrane extérieure de l'œuf, et son introduction décolle de cette membrane une autre membrane qui était exactement appliquée sur sa face intérieure, et qui, par conséquent, ne pouvait être aperçue. On voit alors que l'œuf est composé de deux membranes : l'une extérieure très diaphane, l'autre intérieure, qui paraît granuleuse et demi-transparente. M. Coste désigne la membrane extérieure par le nom de *membrane vitelline*, et ayant reconnu par des observations subséquentes que la membrane intérieure est l'analogue de la membrane blastodermique de l'œuf d'oiseau, il lui a imposé ce même nom. Cette membrane blastodermique enveloppe déjà tout le vitellus, dont la matière est devenue transparente, en sorte que ce développement correspond pour son étendue à celui que l'on n'observe que du douze au quatorzième jour de l'incubation dans l'œuf de la poule ; ce qui peut s'expliquer par la considération de l'énorme différence qu'il y a entre le vitellus microcospique de la lapine, et le gros vitellus de la poule.

Or, M. Coste admet, et nous venons de le dire, sans preuves suffisantes, que cette même membrane blastodermique existe dans l'œuf encore contenu dans l'ovaire, et qu'elle y enveloppe tout le vitellus [1]. Nous avons vu cet œuf de l'ovaire, plongé dans l'eau, y demeurer sans rendre aucunement apparente cette membrane blastodermique, que M. Coste prétend y exister, et que l'endosmose décolle et rend si promptement apparente chez l'œuf de la lapine pris dans l'utérus. Ainsi l'observation ne démontre point du tout ici l'existence de la membrane blastodermique ; le corps opaque que contient l'œuf ne paraît être autre chose que la matière du vitellus.

M. Coste admet que la membrane diaphane qui revêt extérieurement l'œuf de la lapine pris dans l'utérus, est la même que la membrane diaphane qui revêt extérieurement l'œuf pris dans l'ovaire. Cette assertion nous paraît très fondée, et nous devons dire ce qui nous détermine à adopter cette opinion.

Le vitellus de l'œuf d'oiseau possède dans l'oviducte, et après la ponte, deux enveloppes membraneuses que recouvre l'albumen. La membrane intérieure vient de l'ovaire, c'est la membrane *vitelline*. La membrane qui la recouvre est la membrane *chalazifère*, acquise par l'œuf dans l'oviducte. Cette dernière membrane est inorganique, elle est formée par la condensation d'un fluide sécrété. Il ne paraît pas en être de même de la

---

[1] J'avais, en effet, supposé d'abord que la vésicule blastodermique existait dans l'ovaire ; mais l'observation directe m'a appris qu'elle ne se forme qu'après la conception, comme chez l'oiseau.

membrane vitelline qui vient de l'ovaire. Cette membrane parait jouir de la vie, car elle contracte adhérence intime avec les organes vasculaires qui deviennent en contact avec elle pendant l'incubation, et elle se confond organiquement avec eux, tandis que ces mêmes organes vasculaires refusent complètement de contracter union avec la membrane chalazifère avec laquelle ils se trouvent aussi en contact. On trouve à la fin de l'incubation des débris chiffonnés auprès du vitellus qui en a été dépouillé. C'est ce que l'un de nous a précédemment demontré. Or, comme il ne peut s'opérer d'union organique qu'entre deux tissus vivans et organisés, il en résulte que la membrane vitelline qui enveloppe l'œuf dans l'ovaire et qui le suit dans l'oviducte ou dans l'utérus, est une membrane organisée et non une fausse membrane. Nous avons vu, en suivant les observations de M. Coste, que la membrane diaphane qui enveloppe dans les premiers temps l'œuf pris dans l'utérus, se comporte, comme la membrane vitelline, de l'œuf d'oiseau; elle se confond par adhérence avec les tissus vivans qui l'avoisinent. Ainsi, il ne nous parait pas douteux que la membrane qui enveloppe extérieurement l'œuf de la lapine dans l'utérus, ne soit la *membrane vitelline* qui enveloppait ce même œuf dans l'ovaire. Cette membrane que nous considérons comme *organisée*, ne possède cependant point de vaisseaux; mais la membrane blastodermique n'en contient point non plus dans les premiers temps et n'en est pas moins *organisée*.

La présence des œufs dans l'utérus de la lapine et la structure de ces œufs, avaient été constatées il y a plus de cent cinquante ans, par Graaf. Cet observateur ne trouva les œufs dans l'utérus que soixante-douze heures après l'accouplement, il les vit encore plus distinctement du quatrième au septième jour de la gestation. Il vit que ces œufs remplis d'un liquide diaphane n'adhéraient point à l'utérus, et qu'on les faisait mouvoir facilement rien qu'en soufflant dessus. Il vit qu'ils possédaient deux tuniques d'une extrême ténuité. *Ce résultat*, ajoute-t-il, *pourra paraître incroyable, mais il m'a été démontré très facilement au moyen d'une petite industrie.* Graaf ne dit point quelle est cette industrie au moyen de laquelle il est parvenu à voir très facilement les deux tuniques de l'œuf; il nous parait évident que cette industrie est la même que celle au moyen de laquelle M. Coste est parvenu à mettre en évidence ces deux mêmes tuniques. Nous avons dit que c'était en plongeant ces œufs dans l'eau.

laquelle s'introduit alors par endosmose dans l'œuf, et sépare la membrane blastodermique de la membrane vitelline.

Le sixième jour après l'accouplement, l'utérus, qui jusqu'alors n'avait présenté aucune modification apercevable, commence à offrir, dans l'endroit où il correspond à l'insertion des vaisseaux, la tuméfaction de deux saillies parallèles, de sa membrane interne, saillies dont la direction longitudinale suit celle de l'axe longitudinal de la corne de l'utérus. C'est dans cet endroit que s'arrêtent et que se fixeront plus tard les œufs qui ont ainsi une place d'élection. Graaf avait aperçu ce phénomène qu'il a noté, en disant que le huitième jour de la gestation, les œufs qu'on ne pouvait plus séparer de l'utérus avaient leur enveloppe plus rouge à l'endroit de l'utérus où aboutissent les vaisseaux hypogastriques.

D'après les observations de M. Coste, c'est le septième jour que l'on commence à apercevoir les premiers linéamens du corps de l'embryon ; ils ne consistent encore qu'en une tache constituée par des nuages de granules. Cette tache existe à la face externe de la membrane blastodermique, ou dans la superficie de son tissu. On distingue la ligne longitudinale suivant laquelle sera dirigée l'axe cerebro-spinal de l'embryon, et on voit que cet axe est toujours placé suivant l'axe longitudinal de la corne de l'utérus.

Le huitième et le neuvième jour, l'embryon a acquis un plus grand développement, ses formes générales commencent à se dessiner : alors la membrane vitelline devient intimement adhérente à la membrane blastodermique, en sorte que l'introduction de l'eau par endosmose ne peut plus désormais les séparer : elles se réunissent en un seul tout organique. Dans le même temps, l'utérus produit par sécrétion autour de chaque œuf une fausse membrane, ou une membrane adventive et inorganique qui a été désignée par Baër, sous le nom de *membrane corticale*, nom que M. Coste adopte provisoirement. Cette membrane adventive, qui mériterait peut-être plutôt le nom *d'enduit*, n'est point, comme l'a pensé Baër, une transformation de la membrane que l'œuf a apportée de l'ovaire. Elle finit par se dissoudre et par disparaître à une époque avancée de la gestation.

La membrane blastodermique forme une poche vésiculeuse, qui, lors du développement de l'embryon, reste à peu près tout entière en dehors de son abdomen, lequel ne recèle que son pédicule par lequel elle est unie à l'intestin. Ce pédicule n'est point visible chez le lapin. Cette poche appendiculaire cesse alors de porter le nom de *membrane blastodermique*, elle prend le nom de *vésicule ombilicale* chez les fœtus des mammifères. Cette vésicule a chez le lapin un volume très considérable par rapport au volume de l'embryon qui, le ventre tourné vers elle, est enfoncé dans sa portion déprimée. Cette dépression augmente graduellement, en sorte que le fœtus, en s'enfonçant de plus en plus dans cette dépression, dont la profondeur augmente sans cesse, tend à s'en faire une double coiffe semblable à celle que forme un bonnet de nuit d'homme enveloppant la tête. La vésicule ombilicale, ainsi invaginée en elle-même, offre alors deux routes inégales emboitées et qui sont séparées par un liquide diaphane et visqueux. La quantité de ce liquide interposé diminue progressivement, et les deux voûtes se rapprochant sans cesse, finissent par arriver au contact, et enfin par se souder intimement. Alors le fœtus, avec son amnios qui est son enveloppe immédiate, se trouve environné par deux membranes organiques formées par la plicature invaginée de la vésicule ombilicale. Cette vésicule, tant qu'elle est simplement membrane blastodermique, ne possède point de vaisseaux, et n'en est pas moins une membrane organique vivante. Ses vaisseaux apparaissent vers le neuvième jour de la gestation: ils appartiennent, comme on sait, aux vaisseaux omphalo-mésentériques. M. Coste pense, et cela nous paraît évident, que la voûte interne de cette vésicule invaginée reçoit seule ces vaisseaux, et que la voûte externe de cette même vésicule n'en reçoit point. Toutefois, il est bon de faire observer que, vu l'adhérence intime qui finit par confondre ces deux voûtes emboitées en une seule membrane, les vaisseaux de l'une doivent être également les vaisseaux de l'autre.

L'enveloppement du fœtus lapin, par une membrane que nourrissent les vaisseaux omphalo-mésentériques, avait été vu il y a long-temps par Needham et par Daubenton : feu M. Cuvier a constaté ce fait d'une manière encore plus positive, et c'est véritablement à lui que l'on doit de savoir que c'est la vésicule ombilicale qui, par sa plicature, enveloppe ici le fœtus; mais il ne paraît point avoir vu cette plicature et cet enveloppement s'opérer. M. Coste a été plus heureux à cet égard. Il a vu et nous avons vu avec lui les diverses phases de cet enveloppement du fœtus lapin par la vésicule ombilicale. Ce phénomène, qui est commun à tous les rongeurs, est, jusqu'à ce jour, un phénomène exceptionnel qui ne se rencontre que dans cette famille de mammifères. Les deux membranes organiques vasculaires ou non vasculaires qui enveloppent au-dehors de l'amnios le fœtus de ceux des autres quadrupèdes dont on a étudié l'ovologie, ont une autre origine.

C'est vers le neuvième jour que l'on commence à apercevoir l'amnios qui est détaché du corps de l'embryon par l'interposition d'un liquide. M. Coste considère cette membrane comme un épiderme qui aurait été soulevé. Cette opinion n'est appuyée sur aucune preuve.

Vers le dixième jour de la gestation, on voit naître la vessie *ovo-urinaire* qui sort de la région hypogastrique du fœtus. M. Coste évite avec raison de donner à cette vessie le nom d'*allantoïde*, car, ainsi que l'a fait remarquer l'un de nous, la poche urinaire fœtale à laquelle on a donné le nom d'*allantoïde* chez les ruminans, n'est point l'analogue exact de la poche urinaire fœtale que M. Coste désigne avec l'un de nous sous le nom de *vessie ovo-urinaire*. L'allantoïde n'est que la doublure intérieure de la *vessie ovo-urinaire*, et l'existence de cette doublure, ou n'est pas constante, ou n'est pas toujours apercevable, tandis que la vessie ovo-urinaire existe certainement toujours chez le fœtus des mammifères, comme chez le fœtus des oiseaux. L'observation de la naissance et de l'évolution de la vessie ovo-urinaire, chez le fœtus lapin, est certainement un des faits les plus curieux de l'ovologie des mammifères, et c'est un fait neuf. Ce fait avait pu être supposé par l'analogie du même fait chez le poulet; mais il est heureux d'avoir pu le constater directement. Au reste, cette vessie ovo-urinaire du fœtus lapin ressemble parfaitement à celle du poulet, mais son évolution n'offre que la première partie de celle du poulet, elle cesse d'amplifier sa cavité lorsqu'elle n'a acquis encore qu'une assez faible dimension. Alors le fœtus lapin enfermé dans une dépression de sa grosse vésicule vitelline, pourvu d'une petite vessie ovo-urinaire qui n'a point de plicature, ressemble tout-à-fait au poulet observé vers le cinquième jour de l'incubation, ainsi que l'a dit feu M. Cuvier. La vessie ovo-urinaire du fœtus lapin n'est point destinée à l'envelopper par sa double plicature, ainsi que cela a lieu chez le poulet. A peine élancée hors de l'abdomen, cette vessie ovo-urinaire du fœtus lapin s'aplatit par son fond en contact avec l'utérus, et lui devient adhérente. Ses parois s'épaississent considérablement, et cet aplatissement constitue le placenta. Ainsi ce dernier est véritablement une sorte d'*hy-*

persarcose de la vessie ovo-urinaire. Ici la nature, prise pour ainsi dire
sur le fait, confirme ce que l'un de nous a annoncé depuis long-temps,
relativement à la nature et à la formation du placenta. Cette partie
importante de l'organisation fœtale n'est point à proprement parler un
organe *sui generis;* c'est, comme nous venons de le dire, une sorte d'*hy-
persarcose* de la vessie ovo-urinaire, hypersacose qui est ici dans l'ordre
normal de la nature.

La vessie ovo-urinaire du poulet reçoit les mêmes vaisseaux que le
placenta simple ou multiple des fœtus des mammifères; ces vaisseaux
sont les deux artères et la veine ombilicales.

La similitude des vaisseaux indiquant nécessairement la similitude de
l'organe auquel ces vaisseaux se distribuent; il en résultait, ainsi que
l'un de nous l'a dès long-temps établi, que le placenta simple ou multiple est une portion développée de la vessie ovo-urinaire du fœtus. Cette
vérité a éprouvé le sort de la plupart des vérités nouvelles, desquelles
Fontenelle disait spirituellement que ce sont des coins qu'il faut faire
entrer par le gros bout; elle a été généralement méconnue. L'observation
directe la confirme aujourd'hui. La vessie ovo-urinaire ne forme ici que
le placenta tout seul, au-dessous duquel il reste une petite portion de sa
cavité qui ne s'oblitère point; elle ne donne point naissance à ces deux
enveloppes fœtales observées chez les fœtus de plusieurs autres genres
de mammifères, enveloppes qui reçoivent dans la totalité ou dans quelques
portions seulement de leur étendue les mêmes vaisseaux que le placenta,
c'est-à-dire les vaisseaux ombilicaux, ce qui atteste qu'elles appartiennent comme lui à la vessie ovo-urinaire.

La même vessie ovo-urinaire est un prolongement, une extension de
la vessie, du fœtus ou plutôt ces deux poches organiques n'en constituent
véritablement qu'une seule, qui, étant étranglée à la sortie de l'abdomen,
se divise en deux lobes, l'un fort petit dans l'origine et qui constitue la
vessie urinaire proprement dite, l'autre beaucoup plus grand et qui
constitue la vessie ovo-urinaire. Ainsi, c'est véritablement par la vessie
que le fœtus des mammifères s'implante à l'utérus et se nourrit. La naissance et le développement de la vessie ovo-urinaire doivent nécessairement apporter du changement dans la position primitive du fœtus. Cette
vessie se portant vers l'un des côtés du fœtus fait que ce dernier, qui
jusqu'alors avait eu le ventre tourné vers sa vésicule ombilicale déprimée,

et le dos tourné vers la paroi voisine de l'utérus, éprouve une demi-révolution; il se trouve alors avoir le dos tourné vers la vésicule ombilicale
déprimée, et le ventre tourné vers la paroi voisine de l'utérus. Ce changement de position s'opère du dixième au treizième jour de la gestation.

Les œufs de la lapine sont complètement libres d'adhérence à l'utérus,
pendant les cinq ou six premiers jours de la gestation. Le fœtus rudimen-
taire que contient chacun d'eux ne puise donc sa matière nutritive que
dans les fluides sécrétés par l'utérus, car la petite quantité de matière
vitelline que contenait l'œuf dans l'ovaire a disparu dès les premiers jours;
elle a servi au développement précoce et rapide de la membrane blastodermique, ou de la vésicule ombilicale : cette vésicule ne contient plus
ensuite qu'un fluide muqueux dont la quantité s'accroît pendant un certain temps ; ce qui prouve que c'est un fluide sécrété et non un fluide
alimentaire. C'est l'analogue du fluide muqueux qu'on trouve dans le
vitellus du poulet après que toute la matière émulsive a été absorbée; la
nutrition du fœtus par les fluides sécrétés qui environnent l'œuf dans
l'utérus est donc ici un fait incontestable. Ce fait avait déjà été établi par
l'un de nous d'après des observations faites sur la gestation de la brebis.
C'est ainsi également que se nourrissent les fœtus de la vipère qui n'ont
aucune adhérence vasculaire avec les oviductes qui les contiennent. Il
n'existe chez le fœtus qu'un seul réservoir de matière alimentaire, c'est le
vitellus ou la vésicule ombilicale, et ce réservoir qui diminue graduellement finit par s'épuiser. L'allantoïde, ou plutôt la vessie ovo-urinaire
dont le fluide intérieur augmente sans cesse de volume dans les premiers
temps de la gestation n'est donc point un réservoir de substance nutritive, ainsi que l'ont pensé deux auteurs modernes; car nous ne regardons
point comme une preuve de la validité de cette opinion, ce que dit l'un
d'eux de l'existence d'une *matière féculente* dans l'allantoïde du poulet.
Il a pris le carbonate de chaux que contient l'urine du poulet, comme
celle de tous les oiseaux, pour de la *matière féculente*. En outre, si ces
auteurs avaient été plus familiers avec l'ovologie des quadrupèdes, ils
auraient vu que l'allantoïde qu'ils prétendent avoir découverte chez le
fœtus humain, ne peut point se trouver à la place qu'ils lui assignent. Si,
en effet, ils ont voulu parler de l'allantoïde proprement dite, telle qu'elle
existe chez les ruminans, elle devait être contenue entre deux membranes dépendantes de la vessie ovo-urinaire; si c'est de la vessie ovo-

urinaire elle-même qu'ils ont voulu parler, celle-ci se trouve ailleurs et à l'état de transformation formant spécialement, mais non exclusivement le placenta.

L'ovologie des mammifères, quoique cultivée depuis long-temps, est, pour ainsi dire, une science nouvelle. Des erreurs, des théories fausses, ont entravé et entravent encore sa marche. Cette science ne pourra faire des progrès certains qu'en s'appuyant sur beaucoup d'observations faites sur les œufs et les fœtus du plus grand nombre possible de mammifères. Ce n'est que de cette manière que l'ovologie humaine pourra nous dévoiler tout ce qu'il y a encore d'obscur dans les phénomènes qu'elle présente ; car une bonne philosophie nous apprend que l'étude de l'anatomie des animaux est le complément nécessaire de l'étude de l'anatomie de l'homme, si l'on veut s'élever à ces vues d'ensemble qui sont si satisfaisantes pour l'esprit, en même temps qu'elles fournissent un secours si puissant pour la solution de certains problèmes qui ne seraient point expliqués par la seule anatomie humaine. Ainsi, pour nous en tenir à l'ovologie qui nous occupe actuellement, il faudra que tout anatomiste, qui s'occupe de l'ovologie, ne perde point de vue ce fait posé par notre grand naturaliste Cuvier, que le fœtus possédant deux poches membraneuses appendiculaires, savoir la vésicule ombilicale et l'allantoïde ou plutôt la vessie ovo-urinaire, il s'enfonce dans la plicature invaginée de l'une ou de l'autre de ces deux poches, et s'en forme ainsi une double enveloppe membraneuse ; c'est là le fondement de toute l'ovologie des mammifères qui ont une gestation.

La monographie de l'ovologie du lapin que nous offre aujourd'hui M. Coste et qui est l'objet de ce rapport, est faite avec l'esprit philosophique dont nous venons d'exposer les principes. Il a mis en usage la connaissance raisonnée des progrès que la science ovologique a faite dans ces derniers temps. Sans doute, cette monographie laisse encore quelque chose à désirer ; sans doute les faits qu'elle renferme ne sont pas tous nouveaux ; mais parmi eux se trouvent plusieurs découvertes fort importantes que nous avons vérifiées avec leur auteur. Il a décrit avec plus de précision et de détail, qu'on ne l'avait fait avant lui, les divers phénomènes qui se succèdent depuis l'œuf, considéré dans l'ovaire, jusqu'au complet établissement des enveloppes fœtales dans l'utérus. Par ces observations, une analogie complète se trouve établie

entre l'œuf d'oiseau et l'œuf du mammifère, quant à leur plan fondamental.

D'après ces considérations, nous pensons que le travail de M. Coste
mérite l'approbation de l'Académie. Nous avons l'honneur de lui proposer d'encourager cet observateur à continuer des recherches dont la
science éprouve aujourd'hui plus que jamais le besoin, pour arriver à la
solution d'une question aussi remplie d'intérêt, et nous regrettons que
les usages de l'Académie ne nous permettent pas de lui proposer d'aider
l'auteur dans ces recherches dispendieuses ; nous lui proposons en outre
de décider que son mémoire sera imprimé dans le recueil des savans
étrangers.

Signé à la minute : Serres, Isidore Geoffroy-Saint-Hilaire, et Dutrochet, rapporteur.

L'Académie adopte les conclusions de ce rapport.
Certifié conforme :

Le Secrétaire Perpétuel pour les Sciences Naturelles.

FLOURENS.

Après la lecture de ce rapport, M. Geoffroy-Saint-Hilaire prend la
parole, fait ressortir tous les avantages que les sciences peuvent retirer
de semblables recherches, et, dans cette vue d'utilité scientifique, il
propose à l'Académie d'encourager, autrement que par son approbation,
des expériences aussi dispendieuses.

M. Serres, appuyant fortement cette proposition, ajoute, que non-
seulement une telle décision serait, de la part de l'Académie, un acte de
justice, mais encore un très grand service rendu à la science, en favori-
sant des recherches relatives à la question physiologique la plus palpitante
d'intérêt. Il indique quelques-uns des points si obscurs de l'ovologie
humaine, qui ne peuvent recevoir de solution que par des recherches
faites sur les animaux les plus voisins de l'homme.

M. Dumas réunit sa voix à celle de MM. Serres et Geoffroy-Saint-Hilaire, et rappelle l'abandon que M. Prévost et lui ont été obligés de faire de leurs expériences sur la génération, à cause des dépenses excessives qu'elles occasionnent, etc.

L'Académie, partageant ces vues générales d'encouragement, et considérant que les fonds dont elle peut disposer, pour un pareil but, sont très limités, décide qu'il serait peut-être convenable de demander au ministère l'autorisation d'employer, à cet usage, une partie du revenu provenant du legs Monthyon.

Cette proposition est renvoyée à la commission compétente.

RECHERCHES

SUR LA GÉNÉRATION

DES MAMMIFÈRES,

PAR M. COSTE.

RECHERCHES

SUR

LA GÉNÉRATION

DES MAMMIFÈRES.

La plupart des anatomistes qui se sont livrés à l'étude
de la génération des mammifères, mais surtout de l'espèce humaine, préoccupés de faits isolés et non point
de l'ordre dans lequel ils s'enchaînent et se succèdent,
ont consacré tous leurs efforts à décrire minutieusement
les annexes ou les organes de fœtus parvenus à des degrés
plus ou moins avancés de développement, et qui ne
présentaient par conséquent, au moment de l'observation, que des formes acquises à la suite de transformations qu'on ne pouvait plus saisir. Or, comme chacune
de ces transformations résulte d'un fait antérieur qui
émane, à son tour, d'un autre fait dont il est rigoureu-

3

sement la conséquence, en remontant ainsi, depuis
l'époque la plus éloignée de la conception, jusqu'à l'origine du premier mouvement qu'elle détermine, il ne
pouvait manquer d'arriver qu'on se ferait une idée différente d'un même phénomène suivant le temps de sa
durée pendant lequel il serait observé, et que, l'isolant
complètement, ou le rattachant mal à ce qui le précède,
à ce qui le suit, on finirait par désespérer de jamais le
comprendre. Les travaux publiés, dans ces derniers temps,
sur l'œuf humain, démontrent, de la manière la plus évidente, la vérité de cette assertion, et je ne sais s'il ne faut
pas admettre que la divergence des résultats auxquels
leurs auteurs sont parvenus; que leur impuissance à rat-
tacher nettement le fœtus à ses annexes; à déterminer
les membranes qui portent des vaisseaux en les distin-
guant de celles qui n'en ont pas; que les mêmes dénomi-
nations affectées à des choses tout-à-fait dissemblables;
que surtout, leur obstination à consacrer des différences
fondamentales entre l'homme, les mammifères, les oiseaux, etc., ont beaucoup plus contribué à faire rétrograder la science qu'à l'enrichir.

Pour moi, bien persuadé que des observations isolées
ne peuvent rien pour la solution d'un problème aussi
complexe, que pour arriver à des résultats satisfaisans,
il fallait recueillir un grand nombre de faits embrassant

toute la succession de phénomènes qui commencent dans l'ovaire par la formation de l'œuf, se poursuivent et se réalisent à travers les trompes et dans l'intérieur de la matrice, j'ai dû choisir d'abord, parmi les mammifères, une espèce, qui, non-seulement, m'offrit des conditions favorables à l'étude, mais qui fût assez commune pour qu'on pût se la procurer à volonté. J'ai dû m'attacher, surtout, à déterminer d'une manière précise l'époque à laquelle chacun des faits se manifeste, afin de les rendre accessibles à tout le monde. Je ne me suis point dissimulé que des sacrifices pécuniaires considérables étaient nécessaires pour atteindre le but que je me proposais : mais l'utilité des conséquences que l'on doit attendre d'une semblable étude a suffi pour me décider. Déjà plus de cent lapines, dont l'époque de l'accouplement m'était connue, ont été sacrifiées, et, dans une série de mémoires, je communiquerai à l'Académie les résultats auxquels je suis parvenu, en attendant que je puisse lui présenter un semblable travail sur le développement des ruminans et des carnassiers.

L'œuf de la femme et des mammifères que les observateurs cherchent depuis tant de siècles, n'a point encore été signalé ni décrit avec l'appui d'un assez grand nombre de faits, pour mettre un terme à la divergence des opinions des naturalistes qui, sur cette question difficile,

semblent n'avoir recueilli que des observations contradictoires.

Vesale, Fallope, Volcherus, Coiter, Castro, Riolan,
Laurence, etc., ont décrit dans l'ovaire, des vésicules
qu'ils désignent sous des noms particuliers. « J'ai vu, dit
Fallope, dans ses Observations anatomiques, comme des
vésicules remplies d'eau ou d'humeur, ayant la limpidité
de l'eau ; d'autres d'un liquide jaunâtre, d'autres enfin,
tout-à-fait transparentes. »

Castro, dans le chapitre IV, livre 1er, de son ouvrage,
sur la nature des femmes, s'exprime de la manière suivante : « Les ovaires, en outre des vaisseaux, présentent
des *sinus* remplis d'une petite quantité d'humeur aqueuse
et semblable à l'albumen des œufs. » Enfin, Vanhorne,
contre l'opinion de plusieurs anatomistes qui pensaient
que ces vésicules étaient des hydatides, écrivit, le premier, dans sa préface, qu'elles sont de véritables œufs.

Reignier de Graaf, acceptant la dénomination proposée par Vanhorne, dit dans son chapitre *de Testibus
muliebribus, sive Ovariis :* « J'ai accueilli ce terme à cause
» de l'extrême ressemblance que ces vésicules ont avec
» les œufs contenus dans l'ovaire des oiseaux ; car ceux-
» ci, lorsqu'on commence à les apercevoir, ne contien-
» nent rien autre chose que de l'albumine. Cette matière
» existe dans les œufs des femmes, poursuit-il, comme

» je l'ai souvent observé, en les soumettant à la cuisson.
» La liqueur contenue dans ces œufs acquiert, par la
» cuisson, la même couleur, la même saveur, la même
» consistance que l'albumine des œufs de poule. »

De Graaf cherche ensuite à démontrer que ces vésicules, qu'il considèrera désormais comme les œufs des
mammifères, existent chez tous les animaux. Il les étudie
d'abord dans les oiseaux et les reptiles, ensuite dans les
quadrupèdes et l'homme; établit les différences qu'elles
présentent suivant les espèces, la position qu'elles occupent dans l'ovaire; et, comme il n'avait pas à sa disposition tous les animaux qu'il aurait voulu disséquer, il
pria Stenon de lui communiquer ses observations. Il ac-
céda à sa demande, et lui affirma avoir trouvé des œufs
de diverses grosseurs, dans les daims, les cochons, les
loups et même les mulets.

Mais il ne suffisait pas à de Graaf, pour prouver que
ces vésicules sont véritablement les œufs des mammifères,
d'avoir démontré leur existence dans les ovaires de tous
les animaux; il fallait encore les voir passer dans la matrice pour s'y fixer. C'est en effet, ce qu'il va essayer de
faire par des observations directes. Le premier fait qu'il
raconte est le suivant : « Le 21 janvier 1679, ouvrant le
» cadavre d'une femme honnête (*femina honesta*), morte
» de phthisie, j'ai trouvé des œufs de diverses grosseurs,

» les uns dans l'ovaire, les autres hors de l'ovaire; la
» plupart étaient transparens; le pourtour d'une coupe,
» faite à l'ovaire, montrait des vésicules de la grosseur
» d'un grain de semence de millet, comme autant de
» pierres précieuses renfermées dans le chaton d'une
» bague. J'ai trouvé un œuf dans le tube droit, comme
» plongé dans l'infundibulum, et l'ai enlevé avec peine ;
» du côté gauche, un œuf semblable au précédent, se
» détournant de l'entrée du tube, avait gagné la partie
» inférieure de l'abdomen. »

La ressemblance qu'il vient de signaler entre les vésicules qui existaient dans l'ovaire de cette femme, et celles
qu'il supposait s'en être détachées, lui a paru une preuve
suffisante en faveur de son opinion. Mais il en est d'autres qu'il invoque et qui lui paraissent bien plus puis-
santes encore; je veux parler des recherches qu'il a faites
sur des lapines. En effet, chez ces animaux, il a trouvé
plusieurs fois des œufs dans les trompes utérines, et ils
lui ont toujours présenté une analogie tellement frappante avec les vésicules de l'ovaire, qu'il n'hésite pas à
les donner comme une démonstration sans réplique.

On lui objecta d'abord, que la grosseur des vésicules
de l'ovaire était si peu en harmonie avec l'étroitesse de
l'oviducte, qu'il était impossible de concevoir que ce
dernier leur livrât passage. Il répondit que, puisque la

matrice et le vagin se dilatent assez, l'une pour contenir le fœtus pendant la gestation, l'autre pour lui livrer passage dans l'accouchement, il ne voyait pas pourquoi l'on trouverait étrange que les oviductes s'élargissent au point de laisser passer une vésicule. Sans doute, il est facile de concevoir la dilatation de l'oviducte, et l'objection que je viens de signaler ne pouvait porter aucune atteinte à l'opinion de de Graaf; mais un fait qu'il ne sera pas aussi facile d'expliquer, c'est la petitesse de l'œuf qu'on rencontre dans les trompes, relativement aux vésicules de l'ovaire. En effet, Guillaume Cruikshank, observant plus tard des œufs dans les trompes utérines des lapines, les trouva toujours beaucoup plus petits que les vésicules de Graaf, et ne manque pas de s'élever contre l'opinion de ce dernier.

Quelques anatomistes du dix-septième siècle, n'ayant pas trouvé des œufs dans les trompes utérines des lapines, ont fini par nier les observations de Reigner de Graaf; et Jacques Hertman, de Kœnisberg, en a le premier donné l'exemple dans un travail dont le titre est ainsi conçu : *Exercitatio proponem dubia de generatione viviparorum ex ovo.*

Quelques auteurs du dix-huitième et du dix-neuvième siècle ont aussi refusé toute croyance aux observations de Cruikshank.

En 1825, MM. Prevost et Dumas, dans leur troisième
Mémoire sur la Génération, déclarent, à l'exemple de
Cruikshank, que les ovules qu'ils ont trouvés dans les
trompes des lapines, n'ont qu'un ou deux millimètres de
diamètre, tandis que les vésicules de Graaf en possèdent
un de huit ou dix millimètres au moins. Ils font remarquer en outre, qu'il leur est arrivé deux fois, en ouvrant
les vésicules de Graaf, d'en extraire un petit corps sphérique, d'un millimètre de diamètre; mais ils s'empressent
d'ajouter que ces corps différaient des ovules qu'ils ont
observés dans les cornes de la matrice, par la transparence
qui était bien moindre. Le professeur Baer, au contraire,
portant spécialement son attention sur ce petit corps
sphérique, s'efforce de démontrer son existence constante
dans toutes les vésicules de Graaf, le compare à la vésicule décrite par Purkinje, dans les oiseaux ; la vésicule
de Graaf, selon lui, devant être considérée comme l'œuf
des mammifères : mais comme le petit corps sphérique
ne se détruit pas après la conception, et que d'ailleurs,
sa composition est plus compliquée que celle de la vésicule de Purkinje, M. Baer a été conduit à admettre que
les mammifères ont un œuf *dans un œuf ; c'est-à-dire, un
œuf élevé à la seconde puissance.* (Je reproduis la for-
mule qu'il a consignée dans son Mémoire, présenté à
l'Académie impériale de Strasbourg, en 1828). Mes

observations particulières ne me permettent pas d'accepter l'opinion de ce célèbre naturaliste qui me paraît avoir été induit en erreur, parce qu'il n'a pu découvrir, dans le petit corps sphérique, la vésicule de Purkinje.

VÉSICULES DE GRAAF.

Les vésicules de Graaf constituées par un globule transparent, sont disposées dans les cellules de l'ovaire, à la surface duquel on les voit apparaître comme des pierres précieuses : leur volume varie suivant les espèces; il est d'autant plus sensible qu'on s'approche davantage de l'époque de leur maturité. Alors, elles ont acquis en général, chez les lapines, un diamètre d'une ligne et demie et proéminent au-dessus du niveau de l'ovaire, dont le tissu est sur le point de se rompre par l'effet de la distention qu'elle lui fait éprouver. Si, par une dissection délicate, on cherche à les isoler, on les trouve composées d'une enveloppe particulière renfermant un liquide transparent, et formée aux dépens du tissu de l'ovaire, que ce liquide a refoulé en le condensant autour de lui. Si, par une incision pratiquée à cette nouvelle enveloppe, on en fait écouler le liquide, on remarque qu'il tient en suspension une assez grande quantité de granules, et surtout un petit corps sphérique vésiculeux. Or, si l'on s'en rapportait seulement aux apparences, sans avoir recours à un examen plus approfondi, il semblerait logique de comparer une vésicule de Graaf à un œuf d'oiseau; car on trouverait dans la portion condensée de l'ovaire qui lui forme une enveloppe, l'analogue de la membrane du jaune; dans le liquide que cette enveloppe renferme, l'analogue du vitellus; et enfin le petit corps sphérique pourrait être comparé à la vésicule de Purkinje; mais si l'on examine avec soin, et comparativement à la vésicule de Purkinje, ce petit corps sphérique, on ne tarde pas à s'apercevoir que son organisation compliquée ne permet pas de poursuivre l'analogie; et si, d'une autre part, on a égard à ce qui se passe dans l'ovaire, deux ou trois jours après la conception, on voit bien que le nombre des vésicules qui se sont effacées est égal à celui des œufs qui ont passé dans l'oviducte, ou les cornes de la matrice, mais qu'à la place qu'occupait chacune d'elles, leur enveloppe persiste pour concourir à la formation des corps jaunes. Ce fait qu'il n'est plus possible aujourd'hui de révoquer en doute démontre, d'une manière évidente, qu'il ne peut pas exister de ressemblance entre les vésicules de Graaf et l'œuf des oiseaux, et ne permet plus de désigner du nom impropre de vésicules, les cellules de l'ovaire renfermant un liquide

qui tient en suspension le petit corps sphérique dont il
va être question.

Lorsqu'on ouvre une vésicule de Graaf, il s'échappe
toujours, avec le liquide qu'elle contient, un petit corps
sphérique, transparent, d'un dixième de ligne de diamètre environ. C'est là le véritable œuf des mammifères : il
est composé de la manière suivante :

1° D'une enveloppe extérieure d'une transparence extrême, que j'appellerai vitelline, parce que, comme chez
les oiseaux, elle se forme dans l'ovaire, renferme le vitellus, reste toujours étrangère au développement des vaisseaux, et enveloppe, plus tard, le fœtus et les annexes,
sans avoir avec eux aucune liaison de continuité.

2° La membrane *vitelline* renferme dans sa cavité une
masse sphérique d'un gris-jaunâtre, composée de granules. Cette masse est évidemment le vitellus des mammifères; car c'est à ses dépens que le blastoderme se
formera, comme nous allons le démontrer tout-à-l'heure.

3° Enfin, l'œuf de l'oiseau, pendant qu'il est encore
fixé dans l'ovaire, présente une petite vésicule qui renferme un liquide diaphane. D'abord, située au centre du

jaune, elle vient ensuite se placer à sa surface, et se loger au milieu de la cicatricule. Purkinje, qui est l'auteur de la découverte de cette vésicule, a commencé par admettre qu'elle se rompait au moment de la chute de l'œuf, ou à l'époque de la conception, et que sa lymphe épanchée dans la cicatricule, sert, par son mélange, à former le colliquamentum à granules blancs qu'on y observe. Mais dans une note, qui paraît avoir été ajoutée après coup, au moment de l'impression de son mémoire, il dit qu'il lui paraît actuellement plus probable que la vésicule qu'il a découverte, forme le blostaderme, et que s'étant aplatie, ses deux hémisphères s'étendent en double membrane.

Sans entrer aujourd'hui dans les détails qui tendraient à faire connaître sa destinée future, je dirai seulement que mes recherches sur l'œuf de l'autruche, sont tout-à-fait contradictoires à la dernière opinion de Purkinje, et me portent à croire que cette vésicule dépose, dans le point où l'embryon doit se former, des matériaux qui sont les premiers appelés à servir au développement des premiers rudimens du nouvel être. Existe-t-il, chez les mammifères, une vésicule semblable à celle des oiseaux ?.....

Durant le cours de mes premières expériences, il m'est arrivé de soumettre plus de deux cents œufs, pris dans les ovaires des lapines, à l'analyse microscopique, sans jamais parvenir à rien trouver de semblable à la vésicule centrale de la cicatricule des oiseaux. Je commençais à croire que les mammifères en étaient privés, lorsqu'un jour, ouvrant une lapine non fécondée, dans le seul but d'étudier les œufs dans l'ovaire, je remarquai, pour la première fois, un petit point transparent parfaitement sphérique, placé à la surface du vitellus. Ce fait nouveau devint l'objet de l'examen le plus attentif, et, après quelques instans d'observation, je vis le petit point transparent se déformer et s'effacer complètement. Un second œuf fut placé sous le miscroscope et me présenta un phénomène semblable : il en fut de même pour presque tous ceux que renfermaient les ovaires de cette lapine. Le petit point dont il est question n'est autre chose qu'une vésicule d'une ténuité et d'une transparence telles, qu'il est impossible de rien voir qui ressemble davantage à une bulle de savon, dont elle a toute la fragilité. En réfléchissant ensuite à la facilité avec laquelle cette vésicule se détruit au contact du monde extérieur, je compris la cause de son absence dans les œufs que j'avais étudiés antérieurement. En effet, presque toutes les lapines qui me les fournissaient étant fécondées, j'étais plus pressé de vérifier ceux qu'elles portaient dans les trompes utérines ou les cornes de la matrice, que ceux qui existaient

dans les ovaires. Le temps que j'employais à mes recherches était toujours assez long pour que, l'animal se re-
froidissant, l'action du monde extérieur s'exerçât sur les
ovaires, et détruisit la vésicule que chaque œuf renfer-
mait. Dans la suite, j'ai toujours pris la précaution, lorsque je voulais observer la vésicule dont je m'occupe,
d'extraire les œufs de l'ovaire immédiatement après la
mort de la lapine, et j'ai presque toujours réussi à la voir.
Cependant il est des circonstances dans lesquelles on ne
peut parvenir à la distinguer, et cela tient à ce que les
œufs tombant assez souvent sur le verre par le point
qu'occupe la vésicule, cette dernière se trouve alors
recouverte par le vitellus qui la cache. Comme il s'agit
ici d'une découverte importante, puisqu'elle établit une
analogie parfaite entre l'œuf des mammifères et celui des
oiseaux, j'ai dû m'entourer des précautions propres à
faire éviter l'erreur. J'ai vu toutes les objections qui m'ont
été présentées, s'effacer devant la réalité d'un fait désormais irrévocablement acquis.

Après la chute de l'œuf on ne voit plus de trace de
cette vésicule. Ne faut-il pas en conclure, qu'à la manière de celle des oiseaux, elle se détruit pour la même
finalité ?

De tout ce qui précède il résulte que l'œuf des mammifères, étudié dans l'ovaire, présente, comme celui des

oiseaux, trois parties principales que nous suivrons dans
toutes les modifications qu'elles vont éprouver :

1° La membrane vitelline ;

2° Le vitellus;

3° La vésicule de Purkinje.

MODIFICATIONS QUE L'ŒUF ÉPROUVE APRÈS LA CONCEPTION.

Premier jour.

Vingt-quatre heures après l'accouplement, j'ai trouvé
des œufs dans l'oviducte. Ce n'est pas sans difficulté que
je suis parvenu à les découvrir; cependant en prenant la
précaution d'opérer sous un jour favorable, on réussit à
les voir avec une forte loupe. J'ai toujours eu le soin
d'ouvrir l'oviducte dans l'eau, afin de placer plus facilement les œufs sur un verre pour les porter ensuite sous
le foyer du microscope. Ils sont tellement semblables au
petit corps sphérique que les vésicules de Graaf renferment, qu'il est impossible de ne pas admettre qu'ils sont
véritablement les œufs des mammifères.

On ne voit plus de trace du petit point transparent que
j'ai comparé à la vésicule de Purkinje.

Troisième jour.

Les œufs sont parvenus dans les cornes de la matrice
au nombre de cinq ou six, et quelquefois de sept pour

chacune : ils ont maintenant un diamètre d'une ligne environ, et sont visibles à l'œil nu ; on les aperçoit libres
et mobiles au milieu des circonvolutions de la matrice,
semblables à une bulle d'air ou à une goutte d'eau. En
soufflant sur eux on les fait changer de position.

Si l'on place immédiatement, après avoir ouvert une
corne de la matrice, un des œufs qu'elle renferme dans
un verre de montre rempli d'eau, et qu'on l'examine à un
grossissement suffisant, on remarque que le vitellus a été
complètement absorbé et remplacé par un liquide transparent. L'œuf paraît d'abord n'être formé que par une
seule vésicule, mais bientôt un phénomène qui mérite
toute notre attention, isolant la membrane vitelline
d'une seconde membrane, met en évidence deux vésicules emboitées.

L'isolement de ces deux vésicules est produit par l'eau
qui passe à travers la membrane vitelline, décolle la seconde vésicule ; en sorte que bientôt la vésicule blastodermique complètement isolée, flotte ridée, plissée dans
tous les sens, suspendue dans le nouveau liquide qui distend la membrane vitelline. C'est donc à un phénomène
d'endosmose que nous devons la certitude de l'existence,
à cette époque, de deux vésicules emboitées, et la connaissance du mécanisme par lequel les liquides fournis par la
matrice pénètrent dans l'œuf.

Cette nouvelle membrane que l'endosmose nous a
dévoilée, dont la couleur et la composition indiquent
qu'elle est le résultat de la condensation des granules
superficiels du vitellus n'existait pas dans l'ovaire, et
ne s'est par conséquent formée qu'après la conception.
En rapport par sa face externe avec la face interne de la
membrane vitelline, elle renferme dans sa cavité un
liquide transparent qui remplace le vitellus aux dépens
duquel elle s'est développée. Sa forme vésiculeuse semblerait, au premier abord, exclure toute comparaison
avec le blastoderme de l'oiseau, puisque ce dernier n'ap-
paraît, dans les premiers temps, à la surface du vitellus,
que comme une île formée par une lame circulaire. Mais,
si l'on réfléchit que le blastoderme de l'oiseau ne présente
l'aspect et la forme que je viens d'indiquer que pendant
les premiers temps de son existence; si on le suit, après la
conception, dans son accroissement qui a lieu par tous
les points de sa circonférence, on ne tarde pas à le voir
envahir peu à peu toute la surface du vitellus, et finir
par représenter une vésicule complète; il est donc possible d'établir une analogie entre le blastoderme des
oiseaux, et la vésicule qui le représente chez les mammifères; et cette analogie devient plus évidente encore,
lorsqu'on fait attention que dans la vésicule des mammifères apparaîtront bientôt les vaisseaux omphalo-mésen-

tériques qui affectent, d'une manière fidèle, la disposition des vaisseaux du blastoderme des oiseaux. En outre,
dans un point de cette vésicule que je désignerai désormais
sous le nom de *blastodermique*, on remarque les premiers
groupemens des granules qui doivent constituer les premiers linéamens des organes s'avançant de la circonférence au centre, dans un ordre méthodique, pour se
placer de chaque côté d'un axe déterminé à la faveur des
mouvemens qui produisent le même phénomène chez les
oiseaux. Donc la dénomination de blastodermique que
je propose pour la vésicule dont il est ici question, me
parait suffisamment légitimée.

Quatrième jour.

Les œufs ont acquis un diamètre d'une ligne et demie,
et n'offrent pas d'autre modification que celle de leur
augmentation de volume. L'isolement de la membrane
vitelline et de la vésicule blastodermique se reproduit
par le même mécanisme que je viens de signaler.

Cinquième jour.

Les œufs, toujours sphériques et transparens, ont
maintenant deux lignes de diamètre; ils se sont placés à
des distances à peu près égales les uns des autres, et

n'abandonneront plus désormais la position qu'ils occupent maintenant. On commence à voir leur forme se dessiner à travers les parois de la matrice légèrement dilatée.

Sixième jour.

Les cornes de la matrice qui, jusqu'à cette époque, semblent rester étrangères aux phénomènes qui se passent dans leur cavité, se modifient d'une manière fort remarquable dans des points isolés, et qui sont tous placés sur le trajet de la ligne mésentérique.

On voit alors, en effet, sur le trajet de cette ligne, dans chaque point où se trouve un œuf, deux circonvolutions de la matrice, parallèles et en contact immédiat, se tuméfier progressivement et ne laisser à leur surface que l'indication d'un sillon longitudinal qui les sépare, et qui se trouve dans le même plan que la ligne mésentérique. Ce fait ne se manifeste jamais qu'après que l'œuf a pris une position fixe dont il ne s'écartera plus, bien qu'il soit, pour long-temps encore, libre de toute adhérence. Il m'a paru digne de remarque d'abord par son invariabilité, ensuite parce qu'il s'accomplit sur le trajet d'une seule ligne par laquelle passent tous les vaisseaux sanguins qui vont à la matrice.

Les œufs ont acquis un diamètre de trois lignes et sont légèrement déprimés du côté des circonvolutions tuméfiées.

Septième jour.

Les œufs ont trois lignes et demie de diamètre, et présentent encore le phénomène d'endosmose qui sépare la membrane vitelline de la vésicule blastodermique. Si l'on examine attentivement le point par lequel chacun d'eux est en contact avec les circonvolutions de la matrice tuméfiées, on y remarque une tache circulaire constituée par des nuages de granules, qui bientôt, se groupant suivant un ordre méthodique et régulier, formeront les premiers linéamens de l'embryon.

Lorsque, par le phénomène d'endosmose, la membrane vitelline se sépare de la vésicule blastodermique, on constate facilement que cette tache *embryonnaire* existe à la face externe de la membrane blastodermique et dans la superficie de son tissu. Bientôt, c'est-à-dire à la fin du septième jour, lorsque le développement de l'embryon est assez avancé pour qu'on puisse distinguer sa face ventrale et sa face dorsale, on voit que la première regarde le vitellus, et la seconde les circonvolutions tuméfiées dont elle n'est séparée que par la membrane vitelline. Enfin, la position de cette tache est telle, qu'un plan qui prolongerait le mésentère, et passerait par conséquent par le sillon qui sépare les deux circonvolutions tuméfiées, couperait longitudinalement l'embryon en deux moitiés égales. Cela posé, j'ai dû m'attacher à reconnaitre si la tête de l'embryon est dirigée du côté du vagin ou du côté de l'ovaire, ou bien si cette direction n'est pas variable; mais comme dans ce moment il ne m'est pas absolument indispensable de faire connaître le résultat de mes recherches sur ce point important, je me contenterai de dire que le grand axe de l'embryon est toujours placé suivant le diamètre longitudinal des cornes de la matrice.

Huitième et neuvième jours.

Cependant l'embryon poursuit son développement : la peau se renverse du côté de la tête, pour former le capuchon céphalique, du côté de la queue, pour former le capuchon caudal, et, ramenée des parties latérales, elle se dirige vers un point commun qu'elle n'atteindra que plus tard, et qui sera l'ombilic. En se renversant ainsi, elle renferme dans la cavité abdominale toute la portion de vésicule blastodermique qui correspond à la face ventrale de la tache *embryonnaire*.

Pour se faire une idée de ce que devient alors cette vésicule, on n'a qu'à la considérer comme une vessie inégalement bilobée, dont le plus petit lobe engagé dans l'abdomen, sera séparé du plus grand par un étranglement que l'ombilic détermine. C'est à la faveur d'un semblable mécanisme qu'on voit la vésicule blastodermique se transformer en ce qu'on a désigné depuis longtemps sous le nom de vésicule ombilicale.

Au huitième jour, la membrane vitelline s'unit de plus en plus intimement à la vésicule blastodermique, et de telle manière que l'endosmose ne peut plus les isoler désormais.

En même temps, la matrice exhale autour de chaque œuf un produit *adventif pseudo-membraneux*, blanchâtre, qui, vu au microscope, présente l'aspect d'une dendelle. Cette couche nouvelle a été désignée, avec raison, par M. Baër, sous le nom de membrane corticale, parce qu'elle est l'enveloppe la plus extérieure de l'œuf; mais en adoptant provisoirement la dénomination proposée par M. Baër, je ne puis reconnaître, avec lui, qu'elle n'est autre chose qu'une transformation de la membrane la plus extérieure de l'œuf dans l'ovaire. Peu à peu elle se dissout et finit enfin, à une époque avancée de la gestation, par être absorbée et disparaître.

L'œuf se compose donc de l'extérieur à l'intérieur :

1° De la membrane *corticale*, *exhalée*, *adventive* :

2° De la membrane *vitelline* :

3° De la vésicule *blastodermique* se transformant en vésicule ombilicale.

J'ai dit plus haut que l'œuf était déprimé du côté des circonvolutions tuméfiées, c'est-à-dire, du côté de la ligne mésentérique. A mesure que cette tuméfaction augmente, la dépression devient aussi de plus en plus sensible, et comme l'embryon se trouve placé du côté déprimé, il contribue, pour sa part, à augmenter la dépression. C'est ainsi que, par son accroissement successif, il finit par se loger dans un enfoncement de la portion de la vésicule blastodermique qui sort de son ventre, sous le nom de vésicule ombilicale, et s'en coiffe comme d'un double bonnet, ou d'une double voûte dont le feuillet fœtal ou inférieur qui se prolonge dans le ventre de l'embryon par sa partie centrale, est appliqué sur toute l'étendue de la portion de membrane vitelline correspondante aux circonvolutions tuméfiées, et dont le feuillet externe ou supérieur tapisse tout le reste de la face interne de cette même membrane vitelline.

Ces deux feuillets continus de la vésicule ombilicale sont d'abord très éloignés l'un de l'autre, et alors le fluide qui les tient écartés augmente de densité ; mais bientôt. ce fluide disparaissant progressivement, ils finissent par se rapprocher jusqu'à ce qu'ils arrivent à un contact immédiat. Ce rapprochement est opéré, comme nous allon le voir, par la naissance et le développement de la vessie *ovo-urinaire*.

Vers le neuvième jour on voit naître, de chaque côté de l'embryon, les vaisseaux omphalo-mésentériques qui, j'en donnerai la preuve en m'occupant de la circulation, retracent d'une manière fidèle la disposition des vaisseaux du blastoderme des oiseaux. Or, comme chez le lapin, ces vaisseaux ne s'étendent pas au-delà du feuillet fœtal de la vésicule ombilicale sur lequel ils rampent, il s'ensuit qu'ils sont exclusivement appliqués sur les circonvolutions de la matrice tuméfiées, du moins d'une manière médiate.

Si donc en ce moment nous supposions un vitellus d'oiseau dont les vaisseaux du blastoderme commenceraient à se développer, appliqué sur une matrice de lapine, à travers les membranes du jaune, mais de telle manière que l'embryon eût son dos tourné du côté des circonvolutions tuméfiées, nous aurions, dans l'un et l'autre cas, une disposition complètement identique.

Le neuvième jour aussi, l'on commence à distinguer autour de l'embryon une pellicule mince et transparente, d'abord collée intimement, puis se détachant probablement parce qu'un liquide s'est introduit entre elle et l'embryon par endosmose. Cette pellicule, que tout le monde connaît sous le nom d'*amnios*, et qu'on ne peut

suivre au-delà de l'ombilic, n'est autre chose, selon moi,
qu'un véritable épiderme.

Dixième jour.

Quelques heures avant le dixième jour (l'embryon,
enveloppé dans son amnios, est encore couché longitudinalement sur le trajet de la ligne mésentérique et par
conséquent le dos tourné du côté des circonvolutions
tuméfiées et dans le sillon qui les sépare), on voit sortir
de son ventre, entre la face interne du pubis, ou mieux
du capuchon caudal, et la face externe de la voûte fœtale
de la vésicule ombilicale, la vessie ovo-urinaire. Elle se
glisse sur un côté de l'embryon, le contourne peu à peu
pour arriver sous la face dorsale et s'appliquer au centre
des éminences tuméfiées dont elle n'est séparée que par
les enveloppes générales de l'œuf.

En se prolongeant ainsi, et en se développant successivement, elle donne lieu à trois phénomènes fort im-
portans à connaître.

Le premier a pour résultat de contraindre l'embryon
à se coucher d'abord sur le côté qu'elle contourne, et de
lui faire exécuter enfin une demi-révolution, de telle
sorte que sa face ventrale regardera désormais la ligne
mésentérique. Cette observation nous prouve que toutes

6

les recherches faites jusqu'à ce jour, pour déterminer la
position du fœtus, ne peuvent avoir aucune valeur, puisque personne n'a pu saisir encore toute la succession des
mouvemens que l'embryon ne manque jamais de subir,
et toujours suivant une loi constante. Ce changement de
position s'opère du dixième au treizième jour de la gestation.

Le second phénomène que produit le développement
de la vessie ovo-urinaire, consiste dans son interposition
entre la portion de membrane vitelline qui repose sur
les circonvolutions tuméfiées, et la voûte fœtale de vésicule ombilicale, qu'elle rapproche de la voûte externe
jusqu'au contact immédiat.

C'est vers le quatorzième jour que ce contact est accompli.

Enfin du dixième au onzième jour, on voit apparaître
les premières traces des vaisseaux ombilicaux qui se ra-
mifient au nombre de trois, deux artères et une veine,
dans toute la vessie ovo-urinaire pour former le placenta ; mais pour que ce dernier phénomène puisse
se réaliser, il faut que la vessie ovo-urinaire perfore,
par la compression qu'elle exerce, la portion de membrane vitelline qui la sépare des circonvolutions tuméfiées au centre desquelles elles vient s'implanter directement du dixième au onzième jour. Cette implantation a

toujours lieu sur la ligne mésentérique, et par conséquent sur le sillon qui sépare les circonvolutions tuméfiées. Aussi la placenta conserve-t-il l'empreinte de ce
sillon qui le divise en deux moitiés égales ou en deux
lobes.

Lorsque la perforation de la membrane vitelline a été
ainsi opérée, la vessie ovo-urinaire, en continuant à se
développer, peut se glisser plus ou moins entre la face
externe de la membrane vitelline et les circonvolutions
tuméfiées, de telle manière que la membrane vitelline se
réfléchisse dans une certaine étendue sur la vessie ovo-
urinaire comme le chorion, dans l'espèce humaine, se
réfléchit sur le cordon ombilical; car, je n'en doute pas
maintenant, le *chorion* n'est autre chose que la membrane
vitelline, et le cordon ombilical que le prolongement
plus grand et enroulé de la vessie ovo-urinaire (1).

Il suit de là que l'étendue de la perforation de la membrane vitelline doit être proportionnelle à la grandeur
de la vessie ovo-urinaire, et qu'elle doit par conséquent
varier suivant les espèces, et que, chez celles qui ont un
placenta multiple, le nombre des perforations doit être

---

(1) Cette manière d'envisager le chorion et le cordon ombilical, s'éloigne tellement des idées
reçues que je crois utile de prévenir que je m'occupe d'un travail spécialement destiné à démontrer la vérité de ce que je viens d'avancer, et l'influence des mouvemens exécutés par l'embryon
sur l'enroulement de la vessie ovo-urinaire.

égal à celui des cotylédons : mais dans tous les cas, la vessie ovo-urinaire n'en conserve pas moins dans son développement une analogie frappante avec celle de l'oiseau.

Chez les oiseaux, en effet, la vessie ovo-urinaire (allantoïde) qui commence à paraître vers la fin du quatrième jour n'occupe, dans les premiers temps, qu'un très petit espace et ressemble parfaitement à celle du lapin ; mais bientôt après avoir déchiré les épidermes du jaune, elle prend un accroissement rapide et finit par envelopper tout l'œuf.

Ce sont là des analogies que je chercherai à mettre hors de doute par l'observation directe, en même temps que je m'attacherai aussi à faire voir que toutes les différences qu'on a supposé exister dans la classe des mammifères, consistent seulement dans la variation de grandeur relative de la vésicule ombilicale, et de la vessie ovo-urinaire.

RECHERCHES

SUR LA FORMATION

DES

EMBRYONS DES OISEAUX.

PAR MM.

DELPECH ET COSTE.

RECHERCHES

SUR

LA FORMATION

DES

EMBRYONS DES OISEAUX.

En publiant nos recherches sur la formation des embryons, nous n'avons pas le projet de faire l'histoire de l'œuf heure par heure : ce travail, qui a déjà été fait avec une patience admirable, nous paraît moins important qu'on ne le suppose, parce que l'énergie de l'œuf et de ses auteurs, la combinaison et l'intensité des conditions environnantes ne pouvant manquer de varier beaucoup, il doit en résulter aussi de grandes variations pour l'avancement de l'évolution. De deux œufs introduits à la fois dans une *couveuse*, l'un présentera, au bout du même espace de temps, un degré beaucoup plus avancé de développement que l'autre.

Il ne sera donc ici question que des périodes successives de cette belle opération de la nature réalisant un être nouveau, des circonstances générales qui l'accompagnent, et, s'il se peut, des lois qui la régissent.

Nous allons avant tout, pour faire connaître les conditions dans lesquelles nous avons observé, donner une idée de la forme de l'instrument que nous avons employé.

Nous avons fait construire un vase en ferblanc, ayant la forme d'un vase étrusque surbaissé et fort évasé (fig. 1, 2 et 3). Le ventre est formé par deux sphères de grandeur différente, comme suspendues l'une dans l'autre; la plus grande, du diamètre de dix-huit pouces, présente à la partie inférieure un défoncement en cul de bouteille, formant dans son intérieur un cône à large base de dix lignes de saillie. La sphère interne, de 12 pouces de diamètre, est percée, dans la partie supérieure, d'une ouverture circulaire de huit pouces de diamètre. Dans la paroi correspondante, la sphère extérieure est percée d'une ouverture exactement semblable : les deux sphères sont soudées ensemble dans le pourtour de cette ouverture commune. Il s'ensuit que les deux sphères circonscrivent entre elles un espace; que cet espace est diminué dans le point central de la région inférieure par la saillie du cône ou cul de bouteille de la sphère extérieure, et que ce même espace va décroissant vers le haut, jusqu'à la soudure des deux étoffes qui circonscrit l'ouverture commune. Cette ouverture est fermée par un couvercle de ferblanc, à double fond, de manière à renfermer une certaine masse d'air entre l'un et l'autre.

Le pied du vase est une galerie à jour, recevant un lampion à mèche mobile, dont la flamme répond à l'excavation du cône ou cul de bouteille de la sphère extérieure.

Dans la sphère intérieure est suspendu et isolé, un panier de fil de cuivre argenté, dans lequel doivent être placés les œufs.

Le couvercle est percé de deux ouvertures : l'une sert à placer un thermomètre, dont la boule plonge dans le panier au milieu des œufs, tandis que l'échelle est au dehors. L'autre est un soupirail pour le renouvellement de l'air dans le panier.

Plus bas, les deux sphères sont percées de deux trous servant aussi au renouvellement de l'air, et à tout autre usage au besoin.

Deux autres ouvertures à chapeau taraudé, pénètrent par la sphère extérieure dans leur cavité intermédiaire : elles servent à introduire de l'eau dans cette même cavité et à laisser exhaler la vapeur au besoin.

Enfin, un robinet est placé à la partie inférieure et sert au renouvellement de l'eau.

La lampe étant allumée, sa flamme frappe la cavité du cône de la sphère extérieure. Le rayonnement se faisant dans tous les sens, à cause de la forme du point chauffé, il s'ensuit que l'eau est portée rapidement au degré de l'ébullition : alors, la cavité intermédiaire des deux sphères se remplit de vapeur, ce qui donne un égal degré d'échauffement pour toutes les parties de la sphère intérieure. La masse d'air renfermée dans la cavité de cette dernière en est échauffée dans tous les sens, par conséquent d'une manière égale. Le couvercle lui-même, renfermant une masse d'air qui est échauffée en même temps, contribue à maintenir cette égale température.

Le thermomètre étant plongé dans le panier, au milieu des œufs, de manière que son tube et l'échelle répondent au dehors, on peut juger à tout instant de la température des œufs. On peut la régler à volonté, selon les rapports de l'échelle, soit en élevant ou abaissant la mèche du lampion par le moyen d'un rouet qui la règle, ce qui donne au feu plus ou moins d'intensité, soit en laissant exhaler une partie de la vapeur, soit en introduisant au milieu du panier de l'air extérieur. On peut ainsi, selon le besoin, élever ou abaisser la température de l'athmosphère du panier, et opérer ce changement lentement ou tout-à-coup, à volonté.

Un hygromètre a été employé à fermer l'une des ouverture du couvercle ; sa fonction fait connaitre l'évaporation subie par les œufs et qui est nécessaire à leur prospérité.

Des électromètres à paille avaient été préparés et ont été ajustés à d'autres ouvertures du couvercle, mais la tension électrique des œufs incubés, s'il y en a une, n'a jamais été suffisante pour être indiquée par l'instrument. D'autres appareils électro-scopiques ont été déposés, mais ils n'ont pu donner aucun résultat, malgré leur extrême sensibilité.

L'instrument ainsi disposé, le panier a toujours été tenu plein d'œufs, mais chacun a reçu une étiquette, ou une note écrite au crayon sur la coque, afin de bien connaître la durée de l'incubation. Chaque jour un certain nombre d'œufs ont été retirés du panier pour être observés, à l'aide du grossissement opéré par une forte loupe, ou par un microscope de Chevalier. En prenant des œufs de dates diverses, nous avons pu voir toutes les périodes et revoir la même à volonté, jusqu'à ce que nous fussions bien assurés de l'exactitude de nos observations. Nous pouvons affirmer qu'aucun fait n'a été noté qu'après avoir été constaté très souvent ; que nos premières remarques n'ayant pas été exactes, rien ne nous a coûté pour les rectifier ; que nos observations ayant été faites presque en public, et sous les yeux de tous ceux que cet

attachant spectacle a pu intéresser, nous pouvons invoquer le témoignage de la plupart de nos collègues, et de
plusieurs savans distingués. Enfin, l'un de nous a dessiné
d'après nature, les aspects variés du développement embryonnaire, à mesure qu'ils étaient jugés propres à servir
de preuve à quelque proposition intéressant la solution de
la question. Nous n'avons regretté aucun soin pour que
ces dessins fussent fidèles et démonstratifs; plusieurs ont
été refaits plusieurs fois, pour rectifier une erreur que
les illusions de l'optique nous avaient suggérée. Ceux qui
n'ont pas consacré du temps à des observations aussi dé-
licates, n'ont aucune idée de leur difficulté : un grossissement considérable est nécessaire pour bien comprendre
les détails; mais la clarté de l'image perd tellement dans
ces artifices, qu'il est important de revenir souvent sur
les mêmes faits, de varier les aspects, et de contrôler les
rapports du microscope par l'usage d'une loupe montée,
dont le grossissement est beaucoup moindre, mais qui,
découvrant un champ plus vaste, donne des idées d'ensemble bien importantes pour comprendre les détails.
Nous sommes autorisés à croire qu'une grande partie des
différences que l'on remarquera entre les résultats de
notre travail et ceux des observateurs précédens, parmi
lesquels il faut compter tant d'hommes illustrés dans la
science, viennent du soin avec lequel nous avons soumis

les mêmes faits à cette espèce de contrôle. Ce travail nous
a inspiré le plus vif intérêt : nous ne pourrons nous empêcher de poursuivre la question dans tous les détails
lumineux qu'elle nous présente encore; nous en commu-
niquerons les résultats à l'Académie à mesure qu'ils nous
paraîtront le mériter.

ANATOMIE DE L'OEUF.

On sait que tout œuf complet d'oiseau, est composé, en outre de ses enveloppes, du blanc et du jaune. Cette masse est entièrement libre dans sa coque; elle n'y est nullement assujétie (1), et cette liberté parait avoir pour but de ménager un certain repos aux parties intérieures, dans les diverses impulsions auxquelles un œuf est exposé, entre la ponte et l'incubation.

En effet, le blanc n'entoure pas d'une manière égale la totalité du jaune : la forme de la coque donne néces-

(1) Le petit ligament que l'on a démontré dans la petite extrémité est trop extensible, aussi bien que le blanc auquel il tient, pour assujétir la masse intérieure (fig. 4).

sairement plus de masse au blanc vers les extrémités : car le jaune est très exactement sphérique, et la coque ovale. En outre, le blanc forme autour du jaune, selon le petit diamètre de l'œuf, une couche mince d'un côté, une couche beaucoup plus épaisse de l'autre (fig. 4). On peut donner une idée très exacte de l'état des choses à cet égard, en disant qu'une section perpendiculaire de l'œuf, par son petit diamètre, donnerait pour résultat un petit cercle qui représenterait le jaune, inscrit dans un plus grand cercle qui serait le blanc ; mais de manière que les deux cercles se confondraient dans le point du travail d'organisation. D'un autre côté, le blanc ayant beaucoup plus de densité que le jaune, lorsque, par exemple, un œuf roule selon son petit diamètre, la coque seule subit le mouvement de rotation, à moins qu'il ne soit extrêmement rapide ; le contenu garde à peu près les mêmes rapports avec l'horizon, et ne partage que le déplacement en ligne horizontale. Il en est de même des révolutions qu'un œuf entier peut éprouver selon ses pôles. Quel que soit celui qui est en dessus ou en dessous, toujours la plus grande masse du blanc répond au point le plus déclive et le jaune au point le plus élevé.

Le point de la périphérie du jaune auquel répond le point le plus mince du blanc, est toujours placé entre les deux chalazes, et le plus souvent au point central d'un méridien que l'on peut tracer de l'une à l'autre. Les exceptions à cette règle sont assez rares. Ce même point est aussi celui auquel correspond le premier travail de l'évolution ; et lorsque celui-ci commence, le blanc s'ouvre sur ce point ; il découvre par une véritable lunette, le point du jaune sur lequel le travail d'organisation a commencé (fig. 5) : point qui se projette lui-même en dehors de cette ouverture, qui fait saillie au milieu du bourrelet circulaire que cette ouverture représente, comme un œil entre des paupières circulaires. Ce phénomène est tellement constant, il s'accomplit d'une manière si régulière, qu'il est impossible d'admettre une déchirure, laquelle présenterait nécessairement quelques variations. Il serait plus naturel d'admettre, comme l'a fait Pander, que ce point du blanc présente naturellement une ouverture qui se développe par l'effet de l'exhaussement du jaune que le travail d'organisation soulève. Mais si l'on prête une attention suffisante à la dissection de cette partie de l'œuf, tenu flottant dans de l'eau et dépouillé de sa coque, on verra que, lorsque le champ d'organisation fait une saillie déjà notable, une pellicule mince recouvre le sac de jaune ; elle se laisse facilement déchirer avec des pinces, et la déchirure permet d'en amener les lambeaux jusqu'au bourrelet de la lunette du blanc. Il est évident, par cette expérience, que le blanc formait une masse

continue, mais d'épaisseur inégale, autour du jaune ;
que les changemens que la fécondation a introduits dans
le jaune, se sont passés sous le point où le blanc était le
plus mince ; que le travail organisateur a fait disparaître,
par absorption, ou par évaporation, ou par endosmose,
la sérosité logée dans les aréoles de ce point du blanc ;
que les lamelles se sont feutrées, confondues et disposées
en membrane mince, continue, identique à celles du
tissu cellulaire du blanc, dont elle faisait partie auparavant. Au reste, quel que soit le mode par lequel cette
sérosité a dû disparaître et l'atrophie du tissu aréolaire
s'accomplir, la cause en est bien certainement dans le
travail d'organisation, car c'est sur lui que ces phénomènes commencent, et que les progrès de l'atrophie du blanc
continuent dans le même sens et dans les mêmes proportions. Le blanc semble rétrograder circulairement
devant l'invasion du travail d'organisation qui le réduit
peu à peu à un petit bouton, porté sur un pédicule, con-
centré au point du jaune, opposé à celui par lequel le
travail a commencé. Cette dernière trace du blanc, devenue bien plus dense et d'un jaune d'or, quoique transparente, est entourée de rides, surtout à sa base, attestant
le mode de travail qui en a réduit le volume, démontrant
que l'absorption en a extrait tout le liquide, et que la
constriction des parties solides a opéré la réduction.

8

En examinant les chalazes attentivement, on les voit
formées chacune de plusieurs filamens blancs, parallèles,
parmi lesquels un plus court, dispose les autres en spirale autour de lui (fig. 4, 5 et 6). Ces filamens sont bar-
belés comme les plumes de *marabou*, et chaque barbelure
a des sous divisions que l'œil ne peut pas suivre très loin,
mais dans lesquelles on peut constater une analogie assez
sensible avec un appareil vasculaire. Cette comparaison,
qui avait été déjà faite par l'Éveillé, nous a paru trop fondée
pour ne pas chercher à éclaircir le fait; en conséquence,
nous avons répété souvent l'expérience suivante : Nous
avons ouvert, avec la pointe d'une aiguille, la petite extrémité d'un œuf; nous avons choisi ce point pour éviter
la chambre de l'air, qui répond toujours au grand pôle,
et pour avoir la certitude, en enfonçant la pointe de
l'instrument à une ligne et demie de profondeur, de
tomber sur une masse de blanc, et nullement sur le
jaune. Aussitôt, par la même ouverture, nous avons introduit, au moyen de la seringue d'*anel,* une petite
quantité d'eau tiède, teinte en bleu par le pastel. L'incubation ayant été exercée ensuite sur ces mêmes œufs, au
bout de quelques jours, l'injection bleue avait pénétré la
plus grande partie du blanc; elle avait *coloré les chalazes,*
surtout l'une des deux ; une fois même, la couleur avait
pénétré dans la *masse du jaune* et avait produit une légère

teinte verte à sa surface. Nous n'avons pu suivre plus loin les effets de l'expérience, parce que les embryons des œufs qui y ont été soumis, ont péri constamment vers le troisième jour. Mais tels qu'ils sont, les faits que nous avons vus, nous semblent assez démonstratifs pour conclure que les chalazes sont un double appareil vasculaire, destiné à pomper jusqu'à la dernière goutte, la partie liquide du blanc, et la faire passer dans le sac du jaune pour sa solution et pour le rendre propre à l'imbibition qu'il va bientôt subir. Ce passage du blanc dans le jaune et l'espèce de dilution à laquelle il était destiné, était connu depuis long-temps, mais on n'en avait pas assigné les voies. Au reste, les chalazes ne périssent pas, comme plusieurs auteurs, et *Pander* lui-même, l'ont cru : elles sont retractées en arrière avec le blanc, et se trouvent renfermées dans les rides que le pédicule de ce dernier et le point correspondant du jaune présentent alors.

Le sac du jaune est d'un tissu assez dense, quoique fort mince. Considéré par ses deux faces, flottant dans l'eau, ce tissu a un aspect soyeux; il ne présente aucune villosité intérieure ni extérieure. Sa face externe est fort adhérente au blanc, dans les parties où ce dernier jouit encore de toutes ses dimensions. Cependant, à mesure qu'il *s'atrophie*, *la membrane* dans laquelle il dégénère se sépare aisément de la surface extérieure du sac du *vitellus*.

La matière du jaune, soumise au microscope, est composée de globules sphériques extrêmement petits, apparaissant absolument blancs. Ils ne présentent aucune sorte de mouvement.

Tout œuf fécondé présente sous un point du sac du jaune, ordinairement à égale distance des deux chalazes, une tache blanc-paille qui paraît légèrement soulevée, et dont la forme et la composition n'ont rien de fixe. Avec une grande attention on y distingue des rayons incorrects, qui n'atteignent presque jamais le centre; des courbes imparfaites, irrégulières, mais tendant à la concentricité. Si l'on enlève la portion du sac vitellaire sous lequel et dans lequel on croit voir cette tache, on s'assure aisément que le sac du *vitellus* lui est entièrement étranger. Si l'opération se fait sous l'eau, et avec les précautions convenables, on reconnaît aisément que ces rayons, ces courbes, sont formés par la matière du jaune, ou par des substances qui partagent le même espace avec elle, à la périphérie de sa masse et immédiatement sous le sac, sans y contracter la moindre adhérence. On peut voir aussi que la matière du jaune que l'on croirait naturellement dans ce lieu moins dense et délayée par la sérosité, forme une couche distincte qui a plus de densité, quoiqu'elle soit manifestement d'une couleur plus claire. Cette mutation est déjà sensible à de grandes distances.

Peu d'heures après l'application du calorique, et lorsque déjà l'incubation a duré suffisamment pour échauffer
l'œuf et tenir sa température au degré qui favorise l'organisation, la couche superficielle du jaune forme des
ondes arquées, concentriques (fig. 5 et 6); fragmens de
cercle qui se multiplient d'abord, se complètent ensuite,
constitués par la matière du jaune comme soulevée, d'un
jaune plus pâle, et dont les interstices sont remplis par
de la sérosité. Lorsque ce point de la masse du jaune est
dépouillé de la membrane vitellaire, on voit que la surface de cette masse y est en effet inégale, ondulée ; il
semble que la sérosité absorbée par les chalazes, ait été
versée particulièrement sous l'hémisphère du *blastoderme*,
et qu'une force l'ait portée, par une sorte de courant,
entre la membrane et la périphérie du jaune, au point
de soulever des *ondes* de ce dernier, en les disposant en
arcs de cercle qui s'unissent peu à peu; comme la course
successive des vagues de la mer contre un rivage bas y
dispose le sable en lignes onduleuses dont la direction
moyenne est parallèle au rivage. C'est là ce qui est connu
sous le nom d'*halonnes*. Quand l'incubation est avancée,
cette surface du jaune est manifestement délayée dans la
sérosité, et y prend une couleur que l'on a assez heureu-
sement comparée au lait. Mais dans ces premiers momens,
quoique l'interposition de la sérosité entre le sac et le

jaune soit évidente, que la matière de ce dernier y ait une couleur plus claire que dans le reste de la masse, néanmoins cette surface *jaune-paille* et les plis qu'elle présente n'ont pas moins de consistance : au contraire et malgré les apparences, les globules du jaune y semblent tenir entre eux, et leur continuité former une sorte de membrane que l'on peut soulever en effet, quoique avec quelques difficultés.

Le moment n'est pas loin où, en effet, une *lame organique* résulte manifestement de cette *condensation progressive* de la couche superficielle du jaune, dans et autour de la *cicatricule*. En enlevant dans l'eau un segment du sac vitellaire, à une assez grande distance du *champ organique*, on ne renverse pas ce lambeau sans le voir suivi d'une pièce de formation nouvelle qui tient à sa surface interne. Cette pièce de nouvelle formation est membraneuse ; sa forme est circulaire, mais son contour est assez incorrect et semble porter toujours quelques lambeaux déchirés ; lorsqu'elle a abandonné le sac vitellaire, soit par la simple agitation dans l'eau, soit en y passant légèrement une lame convexe, le lambeau du sac en garde l'empreinte. Au-delà des limites de la place que la membrane nouvelle y occupait, la membrane vitellaire présente un nuage blanc, mince, mais fort étendu, que le plus léger frottement réduit en flocons mobiles

(fig. 6). La membrane nouvelle, d'ailleurs, était appuyée sur la matière vitellaire; elle en emporte des masses, des flocons, qu'on ne peut absterger qu'avec quelque peine, et la surface qu'elle a découverte en se laissant entraîner, est d'un jaune plus foncé et plus déliquescent. Il est difficile de ne pas admettre que l'humectation de la surface du jaune, par la sérosité récemment introduite du blanc, au lieu de délayer le jaune en a fait passer la périphérie dans ce point, à l'état organique concret. Cette lame organique de nouvelle formation mérite la plus attentive contemplation, dès ces premiers temps de son existence et dans les périodes subséquentes.

A l'œil nu, quoique cette pièce soit très petite, on voit qu'elle est formée de deux parties distinctes : une en forme le centre, elle paraît vésiculeuse, elle admet mieux les rayons de la lumière; l'autre forme autour d'elle une aire circulaire presque opaque. Lorsque cette lame organique est encore en place, on distingue aisément une dépression dans la matière du jaune, vis-à-vis le point central; on vérifie moins facilement le ronflement de ce même point, quand la pièce est isolée, mais tous les phénomènes subséquens sont d'accord avec cette apparence du premier moment avant la dissection : tout démontre dans la suite que cette partie moyenne est formée de deux lames, une transparente, comme *séreuse*, située en dessus, une *pulpeuse* placée en dessous. Quant à l'aire circulaire, on constate aisément qu'elle a plus d'épaisseur, de densité, et pourtant qu'elle est *pulpeuse*. Placée sous une loupe forte, ou sous le microscope, cette pièce donne lieu aux remarques suivantes :

L'aire circulaire extérieure est demi-opaque; la lumière y traverse des globules blancs beaucoup plus volumineux que ceux du jaune pur, ces globules sont entassés dans les points les moins transparens. La limite intérieure de cette aire n'est pas formée par un cercle régulier, mais elle se réduit à cette forme. Le point central ne présente pas une vésicule transparente, mais une sorte de nuage *globulineux* beaucoup moins opaque que l'aire, mais moins transparent dans sa partie moyenne que dans toute la circonférence; les globules sont encore plus distincts dans cette espèce de nuage que dans la substance de l'aire; mais ils sont manifestement plus entassés, et par conséquent plus confus dans sa partie moyenne que dans sa circonférence (fig. 7). Il faut examiner un grand nombre de pièces de cet âge, sur des masses de lumière variées et sous de grands grossissemens, pour bien constater les remarques précédentes et celles qui vont suivre. Elles ont échappé aux observateurs précédens, et par ces raisons nous leur avons donné une attention toute particulière.

Les premiers changemens qui surviennent sont les
suivans : L'aire circulaire, que nous appellerons désormais le *tapis*, prend une rapide et grande extension, en
conservant la forme circulaire : néanmoins, sur ses limites extérieures et à une grande distance, une teinte
blanche fixée sur la membrane vitellaire ou qui demeure
attachée à la masse du jaune, donne la mesure d'une
extension plus grande encore, qui lui était destinée incessamment. La limite intérieure de cette même aire, qui
circonscrit le point central, devient légèrement oblongue. Le nuage de ce même point n'est plus également
fondu; du centre à la circonférence (fig. 8), il présente
des lignes moins transparentes, renflées dans le milieu
de leur longueur, toutes plus ou moins courbes, et s'in-
clinant réciproquement par la convexité de leurs cour-
bures, et disposées à former par leur réunion, un tout
dont le grand diamètre serait conforme à celui de la
figure oblongue que le point central a pris (fig. 9 et 10).
Ces lignes courbes sont formées de globules entassés et
admettant moins facilement la lumière. A mesure que les
pénombres de ces lignes courbes deviennent plus intenses,
leur *concours commun*, qui court dans le sens de l'axe de
la figure oblongue de l'espace, ainsi que leur circonférence, deviennent plus lucides; les globules y sont plus
clair-semés, plus distincts et plus faciles à observer. Cette

disposition a été indiquée par Pander, à une époque plus avancée, comme des plis de la membrane muqueuse ou pulpeuse du *blastoderme*. Nous pouvons assurer que si cet habile observateur avait pu contempler l'état des choses, à l'époque que nous dépeignons ici, il n'aurait pas hésité à reconnaître que le phénomène dont il s'agit tient à la condensation, au rapprochement des globules du *blastoderme*, qui abandonnent les points qui s'éclaircissent, pour s'entasser sur ceux que la lumière traverse avec moins de facilité et qui deviennent remarquables par cette seule circonstance. Un gage pour nous que nos observations sur ce point sont antérieures à celles de *Pander*, c'est que l'une des premières remarques qu'il ait notées dans les mutations du *blastoderme*, est une ligne noire, droite, terminée en lancette, et régnant dans toute la longueur de l'espace central. Or, ce phénomène qui nous est bien connu, n'est nullement l'image du rudiment du nerf cérébro-spinal, comme *Pander*, Prevost et Dumas, et tous les autres observateurs l'ont cru; mais bien la trace de l'union des deux *élémens* de ce même nerf, déjà formés à cette époque. Les lignes courbes que nous venons de décrire sont les rudimens encore épars des deux cordons qui doivent former le nerf dont il s'agit.

En ouvrant un grand nombre d'œufs, d'une vingtaine

d'heures d'incubation, on ne peut manquer de tomber sur ces degrés, sur les précédens, sur les suivans; parce que l'évolution ne marche pas d'un pas égal pour tous les œufs, toutes les circonstances demeurant cependant les mêmes. On peut assister de la sorte, pour ainsi dire, à la formation des deux lames du nerf cérébro-spinal. Les lignes ou les *bourrelets* courbes se prolongent, se rapprochent, se concentrent; les parties de chaque côté s'unissent (fig. 11), elles forment ainsi deux faisceaux continus, renflés dans une de leurs extrémités, décroissant de largeur et d'épaisseur vers l'extrémité opposée, où ils finissent par une sorte de vapeur, rapprochés jusqu'au contact dans leur grosse extrémité, flexueux et encore distans dans le reste de leur longueur, mais dirigés selon l'axe de la figure oblongue de l'espace central (fig. 11 *bis*).

En cet état des choses il survient trois phénomènes très remarquables :

1° L'espace intérieur, le blastoderme prend une forme *elliptique régulière*, dont le grand axe est précisément celui du module nerveux qui vient de s'accomplir (fig. 11

2° Sur le *tapis*, dont la texture globuleuse est de plus en plus manifeste, il se forme une ligne opaque, ou du moins beaucoup moins transparente, laquelle est incorrecte d'abord, mais qui devient de plus en plus nette, et qui affecte la forme *elliptique* comme le contour du blastoderme, avec cette circonstance particulière que l'extrémité de l'*ellipse extérieure* qui répond au point où sera la tête de l'embryon, en passe très près, se confond même avec l'extrémité correspondante de l'*ellipse intérieure ;* tandis qu'elle s'éloigne ensuite et finit, à l'extrémité répondant à la queue, à une grande distance de l'embryon. Cette *ellipse extérieure*, beaucoup plus grande que l'intérieure, et plus régulière que celle-ci, a donc son périgée et son apogée, par rapport à l'appareil nerveux de l'embryon, déjà formé dans ses parties principales (fig. 11).

3° La partie céphalique de l'espace intérieur du blastoderme proprement dit, s'éclaircit et devient transparente (fig. 12 et 13) : une pénombre en forme de croissant renversé, vient de se détacher de l'extrémité correspondante ou céphalique, de l'*ellipse intérieure ;* elle couronne le renflement *cérébrifère* du nerf, marche vers lui, l'atteint, le dépasse ; elle forme enfin un double capuchon qui enveloppe la tête et successivement le cou. Arrêtons-nous quelques instans à ces trois phénomènes : ils sont très remarquables, et par eux-mêmes et par leurs conséquences.

A. La forme elliptique que prend l'aire intérieure du tapis, ou le contour du blastoderme, ne paraît résulter d'aucune impulsion mécanique sensible : on remarque seulement que ce contour était circulaire lorsque le *ru-*

diment nerveux de l'embryon était encore peu étendu et qu'il n'était guère prononcé que dans le point où répondra plus tard sa tête; que du moment où la formation de la région dorsale et de la région caudale du *nerf* devient plus distincte, la ligne dont il s'agit devient elliptique, dans le sens de l'axe du rudiment de l'embryon. Bientôt celui-ci s'allonge avec une telle rapidité, que l'extrémité caudale atteint l'extrémité opposée de l'*ellipse intérieure ;* alors il paraît que l'allongement ultérieur de l'embryon étend dans le même sens l'ellipse dans laquelle il est renfermé, ce qui semble en rapprocher les côtés où il se passera bientôt un changement plus remarquable encore, que celui-ci semble préparer.

B. La ligne *elliptique extérieure* est d'abord incorrecte, interrompue; mais les points isolés qui en forment pour ainsi dire les *repères,* sont placés fort exactement sur les points où elle doit passer quand elle sera régulièrement exprimée. Elle devient bientôt entière et fort correctement tracée, excepté dans le point qui correspond à la tête de l'embryon, où l'on ne saurait indiquer positivement sa place, alors, à moins d'une grande attention, qui conduit à une remarque des plus intéressantes que nous indiquerons. La ligne de cette *ellipse extérieure ,* quand elle est bien prononcée, est opaque; la teinte qui la forme se propage à l'extérieur, tandis qu'à l'intérieur il regne une demi-teinte qui marque la limite du *nuage central* (fig. 11 et 13). On dirait qu'une force commune attire les *globules du blastoderme* vers la ligne axuelle de *l'ellipse intérieure*; qu'en même temps les globules *du tapis* sont attirés par cette même force, selon tous les rayons vers le point central; mais que ces mêmes globules trouvent un obstacle à la distance à laquelle *l'ellipse extérieure* se forme; que cette ligne résulte de l'accumulation des globules arrêtés et accumulés à cette distance. Non-seulement cette idée résulte de la forme et de la teinte de cette ligne, surtout de ce qu'elle est nettement et fortement opaque à l'intérieur, tandis qu'elle finit comme un nuage à l'extérieur, mais encore de ce que, avec de l'attention et de la patience, sous un grossissement considérable du microscope et en entretenant l'élévation de la température dans la pièce observée, on peut voir des globules du *tapis*, marcher dans la direction rayonnante de la circonférence vers le centre, arriver dans la pénombre de la ligne de *l'ellipse extérieure*, s'y arrêter, courir quelquefois parallèlement à cette même ligne, enfin s'y arrêter, et probablement s'y concréter. La formation de cette ligne *elliptique extérieure* est d'autant plus intéressante à observer, qu'elle est la préparation d'un appareil vasculaire de la plus haute importance.

C. Le croissant qui se suspend au-dessus de l'extrémité

céphalique du nerf, commence sur la limite du *nuage central*, à l'extrémité céphalique de l'*ellipse intérieure* (fig. 12 et 13). Ce croissant renversé a toujours, même dès son premier moment, une largeur remarquable. Aussitôt qu'on peut le distinguer, la lumière passe bien plus vivement au-dessus de la tête de l'embryon, entre le croissant et l'extrémité correspondante de l'ellipse intérieure. Ce croissant s'avance en recouvrant la tête : dès-lors on peut remarquer qu'il n'est que le bord d'un repli qui, recouvrant progressivement la tête et le cou, forme ce que nous appelons le *capuchon céphalique*. La double lame membraneuse qui forme ce que nous avons appelé le *nuage central*, le *blastoderme*, vient de se replier pour former ainsi le *capuchon céphalique* et recouvrir la tête et le cou : ainsi vient de se former la *gaîne cutanée* de ces mêmes parties, car la *couche pulpeuse* de cette double membrane est véritablement la peau. La peau se trouve donc le tissu dans lequel se sont formés les *élémens du nerf;* la peau est donc la première partie qui s'est formée, et avec elle la membrane à tissu *séreux,* que nous avons dit constituer la double couche du *nuage central* ou *blastoderme*. L'une et l'autre viennent de se replier dans le capuchon, l'une pour former, comme nous venons de le dire, la peau de la tête et du cou, l'autre pour former une moitié du double sac dans lequel nous ferons remarquer dans la suite que l'embryon est renfermé.

Ce n'est pas tout encore : dans le bord libre du *capuchon céphalique*, on peut remarquer dès les premiers instans de la formation, un double trait et un espace intermédiaire (fig. 12, 13 et 14). Ces choses sont les indices d'une cavité renfermée dans l'épaisseur de ce même bord, et qui en conserve les formes. Ce bord dessine une sorte de cintre à concavité inférieure, tout-à-fait conforme au contour supérieur de l'*ellipse intérieure*, d'où il est parti; ainsi il renferme dans son épaisseur un véritable canal demi-circulaire, qui couronne le bord échancré de la peau du cou. On peut constater dès-lors aussi, que le point supérieur de l'*ellipse extérieure* manque; il présente, dans ce point, une véritable solution de continuité, et si l'on examine attentivement la suite de la ligne opaque qui marque cette *ellipse extérieure*, on trouvera qu'au point où elle paraît manquer, de l'un et l'autre côté, elle s'incline en dedans, et se continue en pénombre extrèmement légère, jusqu'aux extrémités de l'arc creux du vaisseau demi-circulaire qui se trouve déjà pratiqué dans l'épaisseur du bord flottant du *capuchon céphalique*, c'est-à-dire la peau du cou. La ligne opaque formant l'*ellipse extérieure* a donc été entraînée en dedans de l'*ellipse intérieure*; elle se trouve représenter ainsi une

courbe rentrante jusqu'au niveau du cou de l'embryon,
formant dans ce dernier point une légère courbe en sens
inverse, c'est-à-dire répétant devant le cou, la courbe que
cette ligne décrivait primitivement dans son périgée, en
dehors de l'*ellipse intérieure*, avec les dimensions primi-
tives.

Cette disposition a été décrite par les auteurs, comme
une mutation dans la figure du champ d'organisation
qui le rendrait *cordiforme*, mais ils n'en ont pas pénétré
les véritables raisons : or, il est d'une bien grande importance de bien constater les conditions de ce phénomène, car c'est ainsi que la nature prépare la formation
du cœur. Cette ligne opaque qui trace l'*ellipse extérieure*,
est la préparation d'un grand appareil vasculaire que
nous allons voir incessamment entourer tout le champ
d'organisation : avant qu'un vaisseau distinct y existe, il
doit y avoir des courans de globules libres; c'est une loi
que nous allons constater partout dans les périodes suivantes. Donc une colonne de globules libres, c'est-à-dire
du courant qui allait s'acheminer tout au tour de l'embryon, vient d'être amenée dans une plicature membraneuse formant canal de l'*ellipse extérieure* jusque devant
le cou, sans rompre la continuité nulle part. Ainsi un
canal de forme demi-circulaire, communiquant par ses
extrémités avec tout ce qui peut se mouvoir autour de

de l'embryon, existe désormais dans l'épaisseur de sa peau, au niveau du cou et sur la région antérieure de cette même partie. Quant à la forme du champ d'organisation, rien n'y est changé; tout y demeure elliptique : il est très important de le constater et de se défendre des préventions contraires que pourrait inspirer l'idée d'une *disposition condiforme* qui se trouve partout chez les écrivains, et qui vient d'un fait anatomique mal apprécié (fig. 14).

Une autre condition fort intéressante, qui se rattache à la même période, qui est essentiellement liée au phénomène que nous venons de décrire et qui est aussi peu connue que lui, consiste en ce que tous les globules libres qui se trouvent sur le chemin du renversement de *l'ellipse intérieure*, s'alignent pour former autant de traits qui viennent se rendre sous des angles divers, à cette ligne elle-même (fig. 13). Ce sont autant de courans qui se préparent, qui vont commencer incessamment à se mouvoir, et qui formeront alors des affluens vasculaires se rendant immédiatement au cœur. Ces courans, nous pouvons les appeler ainsi par anticipation, changent de direction à mesure que le *rudiment du cœur* change lui-même de place. Ce dernier est porté en l'état de courbe du point céphalique de *l'ellipse extérieure* jusque devant le bas du cou, acheminé sans altération de forme, logé dans le bord libre du capuchon, jusqu'à la place qu'il doit garder : partout dans cet acheminement, il a changé la direction des alignemens, des courans futurs de globules libres sur ses côtés. Dans les premiers progrès de l'arc, les courans latéraux étaient transverses, par rapport à l'axe de l'embryon ; ils deviennent de plus en plus obliques à mesure que l'arc du capuchon approche de sa destination. Mais comme la direction primitive de ces affluans est déjà fixée, l'extrémité d'immersion de ces mêmes affluens est la seule qui puisse changer en suivant le déplacement progressif du rudiment du cœur : ils reçoivent donc ainsi les deux impulsions contraires propres à former les courbes alternatives de la lettre S. Ainsi se prépare un appareil vasculaire tout entier, destiné à jouer le premier rôle dans l'acte de circulation, et qui a été méconnu jusqu'ici. Constater son existence lorsqu'il est entièrement formé, à une époque avancée, lors même qu'il a subi une véritable adultération de fonctions, est chose assez facile. Le sang rouge qu'il admet alors, signale aisément cet appareil et ses formes singulières et fort élégantes ; mais c'est son existence antérieure et surtout sa formation, qui sont importantes à connaître et très difficiles à saisir. Nous avons long-temps observé sans fruit, sous ce dernier rapport, quoique l'existence et la destinée particulière de cet *appareil à sang blanc*, nous fussent bien connues. Ce n'est qu'à force de revenir sur les premiers momens de la formation du capuchon et du vaisseau en arc de cercle que son bord libre renferme, que nous avons pu voir enfin, les courans transparens, affluens du rudiment du cœur, et suivre la formation des courbes composées et des mailles de l'admirable réseau qu'ils forment, et sur lesquels nous allons revenir incessamment (fig. 26, 28 et 29).

Pendant que ces dispositions organiques préparent les voies de la circulation qui va bientôt éclater, il se passe dans l'appareil nerveux des choses bien dignes d'attention. Nous avons vu des agglomérations régulières de globules dans l'épaisseur de la membrane pulpeuse du *blastoderme*, dessiner des courbes excentriques, toutes en rapport de situation par leur convexité, s'arrangeant selon le grand diamètre du blastoderme de manière à former enfin deux lignes séparées par un espace intermédiaire, flexueuses, se redressant ensuite, s'approchant et s'unissant dans l'espace intermédiaire. Nous avons fait remarquer que l'une des extrémités de ces lignes est beaucoup plus volumineuse que l'autre : c'est celle qui est bientôt recouverte par le capuchon. Cette enveloppe cutanée est long-temps d'une texture fort délicate et permet d'observer, à la faveur de sa demi-transparence, ce qui se passe au-dessous; seulement, il importe de répéter souvent les mêmes ob-

servations et de varier les aspects, les grossissemens et
l'incidence de la lumière, pour se défendre des illusions
d'optique et des erreurs qu'elles peuvent entraîner.

Les deux lignes dont il s'agit sont les faisceaux qui
composent ou qui composeront le cerveau et la moelle
épinière. Il faut, pour apprécier ce qui va suivre, se défendre de l'idée que ce sont là deux lames médullaires
libres : on peut constater, avec quelques soins, que ce
sont deux bourrelets formés dans l'épaisseur de la membrane, et dont on prendrait une idée assez exacte en les
comparant à deux demi-cylindres qui se correspondraient
par leur surface convexe. Tout est continu néanmoins,
parce que ces bourrelets sont nés dans l'épaisseur d'une
membrane; mais ces renflemens s'étant opérés dans des
points assez distans entre eux, ils faut qu'ils s'accroissent
pour finir par s'entre-toucher. C'est ainsi qu'il faut entendre l'union mutuelle des deux bourrelets, par la tangente de la surface convexe des deux demi-cylindres : ils
n'étaient pas libres auparavant, mais ils étaient séparés
par un intervalle rempli par une membrane transparente, et dont l'épaisseur a diminué à mesure que les
bourrelets se sont accrus : la membrane intermédiaire
qui, dans ce point central, avait plus d'épaisseur que dans
la circonférence, semble s'être réduite par la prospérité
même des bourrelets, à en juger par la transparence

qu'elle y a acquis (fig. 8, 9 et 10). Mais enfin, ce point
intermédiaire est envahi par les progrès de l'accroissement
des bourrelets : ils se touchent, ils se confondent dans ce
point. Lorsque les deux bourrelets sont sur le point de se
toucher, la lumière qu'ils interceptent par leurs surfaces
obliques, donne à ce point de contact, l'aspect d'une ligne
noire et déliée (fig. 11 et 12); mais comme dans l'extrémité céphalique les bourrelets s'accroissent et s'unissent
plus rapidement, qu'ils y sont unis dans de grandes surfaces, lorsque dans tout le reste ils sont seulement rapprochés, le même jeu de la lumière donne à l'extrémité
supérieure de cette ligne noire un renflement ombré qui
est bien loin d'exprimer ce que MM. Prévost et Dumas
ont pensé. La prévention de l'*animalcule spermatique* logé
dans un *cercle* a tellement préoccupé ces habiles observateurs, qu'ils ont cru en reconnaître les formes dans
l'illusion d'optique dont nous parlons. Pour éviter cette
erreur, il suffit d'examiner avec la même attention toute
la longeur de la moelle épinière à divers degrés de sa
formation. On s'assurera aisément ainsi que l'union des
deux faisceaux se fait d'abord dans la région du cerveau
et dans celle du dos; mais qu'elle se fait plus lentement
dans les régions cervicale, lombaire et caudale : or, dans
les points déjà réunis, on verra soit la ligne noire étroite,
soit une ombre plus large et plus vague dans ses contours.

suivant la largeur du contact, et dans les points où l'union
n'est pas accomplie, ceux même où l'approche n'est pas
complète, une vive lumière passer entre les deux faisceaux, par des espaces quelquefois très petits, et enfin
les deux contours de chaque faisceau nerveux se profiler
par une ligne noire, en tout semblable à celle du point
de contact, quand il a lieu.

Cette union se fait par une surface fort étendue, surtout de devant en arrière, dans la région cérébrale des
deux faisceaux nerveux : ceux-ci s'aplatissent ensuite et
s'élargissent tout autour de ce point d'union, de manière
à prendre d'abord la forme chacun, d'un bec d'aiguière
renversé de chaque côté (fig. 17); et ensuite celle d'une
lame large, découpée en forme de trèfle (fig. 14, 15
et 16), et dont les bords s'inclinent réciproquement et
semblent s'unir progressivement de devant en arrière,
au-dessus du point d'union central, en paraissant cir-
conscrire ainsi deux paires de vésicules ou ampoules; une
paire antérieure, une paire postérieure. Cette disposition
qui nous a long-temps abusés, a été représentée par
divers observateurs, comme diverses parties extérieures
de la tête de l'animal, notamment comme une sorte de
bec. C'est ainsi que se préparent les hémisphères du cerveau et le cervelet. Quant au point d'union centrale, il
est évidemment la formation du *nexus* central du cer-

veau, le corps calleux ou son équivalent (1) et l'appareil qui l'accompagne : au-dessous sont les cavités intérieures, au-dessus les rapports des hémisphères. On voit par ce simple exposé combien est peu fondée l'idée que les renflemens *ampullaires* que cette partie offre à l'extérieur, présentent les reliefs des tubercules intérieurs, quadrijumaux, optiques, etc. Ce sont des objets de formation secondaire, de perfectionnement, qui découlent de l'accroissement consécutif de tels points intérieurs et qui dépendent peut-être du raccord des nerfs des organes correspondans.

L'aspect du cerveau n'est nullement le même, considéré par sa région postérieure ou par l'antérieure : la description que nous venons d'en donner s'applique à la première vue seulement (fig. 21, 22 et 23). On peut constater aisément de ce côté, l'union centrale, les cavités situées au-dessous, la formation du cervelet et l'enroulement des hémisphères; on peut même constater l'extension postérieure en forme de lame, des faisceaux spinaux ; lames qui s'inclinent plus tard et s'unis-

1. Il reste beaucoup à savoir encore touchant le mode de formation du cerveau, comme de celle de beaucoup de viscères : la nature suit un mode commun de développement pour les divers appareils, et la plus légère déviation lui suffit pour obtenir les plus grandes différences finales. Cette pensée pourra recevoir un développement bien remarquable dans une étude approfondie de l'évolution du cerveau

sent par une véritable suture secondaire ; tandis que
l'union centrale de ces mêmes faisceaux est résultée de
l'envahissement progressif du point moyen de la membrane commune, dans laquelle ils se sont développés. L'aspect antérieur est bien différent quant au cerveau (fig. 18
et 20) : l'union centrale s'étend davantage de ce côté, au
point d'y confondre de bonne heure les deux bourrelets,
et l'ensemble y prend aussitôt la forme de l'aspect inférieur du gland de la verge humaine, un peu évasé dans
sa base et un peu déprimé dans son sommet. Quant à la
moelle épinière, son aspect est le même que celui de la
région postérieure : les deux faisceaux en avant de l'union
centrale s'élargissent en lames minces, lesquelles s'enroulent l'une vers l'autre et s'unissent par une suture
moyenne.

Des deux côtés de la moelle épinière, qu'on la considère par la région antérieure ou par la postérieure, on
voit les traces des vertèbres. Elles se présentent chacune comme une paire de dés, dont trois côtés seulement sont bien nettement profilés, tandis que le quatrième, l'extérieur, est vague et nébuleux. Ce sont les
masses latérales dont l'accroissement progressif doit com-
pléter le canal osseux. L'achèvement de cet étui dans
la région postérieure, est accompagné de la formation
d'une suture à la peau : on la voit se former, en effet, du

haut en bas, et l'on distingue toujours par un angle aigu, en forme de chevron, le point où ce travail est parvenu.

Long-temps avant qu'il ne paraisse un globule de sang rouge, il se fait une circulation fort active dont le mouvement et la direction peuvent être aisément constatés. Le phénomène le plus apparent en est dans les battemens du cœur, que l'on peut distinguer et faire subsister long-temps, par l'application assidue du calorique, ordinairement vers la trentième heure, et souvent auparavant. Mais, dans tout le reste, cette circulation est difficile à étudier, parce que le sang est entièrement blanc et qu'il faut trouver une incidence heureuse de la lumière pour voir cheminer des globules transparens, clair-semés, et dans des courans étroits. Cependant, avec de la patience, on en vient à bout et l'on réussit à connaître une période d'existence d'un animal à sang rouge, avec les conditions d'un animal à sang blanc : belle démonstration de la pensée philosophique de MM. Geoffroy-Saint-Hilaire et Serres, que l'enfance des animaux les plus compliqués se compose de transitions de l'état définitif des animaux les plus simples.

Le cœur n'était d'abord qu'un vaisseau, qu'une plicature membraneuse transversale, arquée inférieurement, empruntée avec une colonne de son liquide, au rudiment du *vaisseau circulaire*, existant alors sous la forme de ligne *elliptique extérieure ;* mais nous avons fait remarquer que des courans latéraux avec lesquels les extrémités de ce vaisseau gardent des rapports, vont former autant d'affluans. Le mouvement qui a amené progressivement le *vaisseau ceintré* (rudiment du cœur) au bas du cou, a incliné ces courans latéraux dans la même direction; ils s'en sont trouvés rapprochés mutuellement; plusieurs se sont confondus dans un grand nombre de points : il s'en est suivi un grand nombre d'anastomoses latérales, sous des angles très aigus (fig. 26 et 29); il s'ensuit aussi que tous ces vaisseaux marchent très rapprochés entre eux ; enfin, ils forment un réseau dont les mailles sont très rapprochées et interceptent presque toutes des espaces en losanges très aigus et inclinés vers les extrémités du *vaisseau ceintré*. Tous les affluans que ce vaisseau reçoit ne viennent pas des côtés de la tête de l'embryon, bien que ceux qui ont cette origine soient les premiers apparens : il en vient aussi un grand nombre, disposés de la même façon, de tout le contour de l'embryon, dans l'intérieur de l'*ellipse intérieure*, ou *contour du blastoderme* (fig. 28). Tous ces courans naissent évidemment du contour de cette ellipse, selon la perpendiculaire de cette même ligne; mais comme elle ne saurait avoir un seul foyer, ils forment tous des courbes propres à les ramener au parallélisme de l'axe de l'ellipse, ou du nerf *cérébro-spinal* de l'embryon, et dans la direction ascendante, c'est-à-dire de la queue à la tête. L'application de cette loi est tellement rigoureuse, que les courans qui viennent des côtés de la queue ne subissent qu'une seule inflexion, telle qu'elle est nécessaire pour les faire entrer dans la parallèle : les plus latéraux subissent une inflexion plus grande; ceux qui viennent de l'extrémité caudale, une inflexion moindre; et tous sont amenés de la sorte aux extrémités du vaisseau ceintré; tandis que les courans de la région céphalique subissent d'abord une inflexion qui les abaisse selon l'axe de l'embryon, et puis une seconde en sens inverse pour les ramener au vaisseau ceintré, parallèlement aux courans ascendans, ou *caudo-céphaliques*. Il suit de cette disposition un ensemble symétrique dans la totalité de cet appareil vasculaire, tout rassemblé par des courbes élégantes, vers un même foyer, l'appareil nerveux de l'embryon. Cette disposition nous a fait adopter la dénomination de *vaisseaux de la gerbe*, pour désigner cet appareil vasculaire, dont l'ensemble a de la ressemblance, en effet, avec l'objet auquel nous l'avons comparé.

Ces vaisseaux de la gerbe paraissent absorber dans la pseudo-*membrane du blastoderme*, en dehors de l'*ellipse intérieure*, les globules qu'ils font circuler. Les courans

qu'ils apportent et qu'ils versent de proche en proche
jusque dans les deux côtés du *vaisseau ceintré*, parvenus
à ce point, se réduisent à deux colonnes obliques entrant
dans une direction ascendante par les extrémités de ce
même vaisseau ; ils tendent à courir chacun par la tangente
de la moitié de l'arc de cercle qui leur correspond, et leur
moyenne se trouve exprimée par deux lignes qui se croi-
seraient sous un angle presque droit, au-dessus du point
central du *vaisseau ceintré*. Les deux courans se choquent
et se rompent mutuellement ; d'autres causes contribuent
aussi probablement au même effet : il s'ensuit la formation d'un courant ascendant, dirigé selon l'axe de l'embryon, et dans la direction duquel il se forme aussitôt
un vaisseau, dans lequel le cœur va se continuer (fig. 18,
19 et 20). Cependant, les efforts latéraux de ces courans
réunis, ne sont pas nuls. On le voit au renflement des
parrois du vaisseau qui se forme aussitôt autour du courant et qui ne tarde pas à paraître fusiforme. Les parois
de ce vaisseau sont transparentes comme le sang qu'il
reçoit : une légère pénombre en indique l'existence,
comme une très légère demi-teinte permet de distinguer le mouvement des globules, quoique transparens,
lorsque la lumière est favorablement disposée. Mais
la transparence du corps de l'embryon n'est déjà plus
suffisante pour y suivre plus loin le mouvement du sang

blanc. On ne peut donc guère étudier cette circulation que dans les vaisseaux de la gerbe, parce qu'ils sont disposés sur un champ que la lumière traverse beaucoup plus aisément, surtout depuis que la peau s'est repliée pour former le capuchon ; *champ* que, pour cette raison, nous appelons *translucide*. Tout ce que l'on peut savoir de la circulation du sang blanc dans le corps de l'embryon, c'est qu'il est probable que deux vaisseaux qu'il parcourt, longent les côtés de la moelle épinière, en dehors des masses latérales des vertèbres ; parce que l'on distingue constamment dans cette région, une trainée lumineuse assez régulière. Mais ces deux traces sont larges, leurs limites sont mal définies ; en sorte qu'il est probable qu'à l'époque dont nous parlons, il n'y a que des courans, sans vaisseau organisé. Quelle est l'origine de ces courans? ils ne peuvent pas avoir été formés par ceux de la *gerbe :* la partie caudale comme la céphalique rentrent en entier au *vaisseau ceintré*, et tous les courans de l'une et de l'autre viennent des côtés extérieurs, aucun du côté de l'axe. Mais lorsque le sang rouge a pénétré, on en voit rouler les globules dans ces mêmes traces lumineuses des vertèbres, dans des vaisseaux réguliers qui s'y sont formés depuis ; on voit en même temps, alors à la faveur de la teinte rouge du sang, que ces deux vaisseaux sont les artères iliaques, qu'elles naissent immédiatement de l'aorte; et comme l'on voit d'ailleurs, partout le sang rouge parcourir d'abord les voies du sang blanc avant de s'en frayer de nouvelles, il est naturel de conclure que le sang blanc en sortant du cœur qui le chasse, parcourt les voies où l'on trouve plus tard le sang rouge, telles que nous les indiquerons incessamment.

Nous devons placer ici la mention d'un phénomène important et à l'observation duquel nous avons donné une grande attention et dans un très grand nombre de cas. Le *vaisseau ascendant*, *fusiforme*, que l'on voit naître et s'élever du point central et convexe du *vaisseau ceintré*, en se dirigeant vers la tête, est d'abord droit et répond alors précisément à l'axe du corps (fig. 19), ou plutôt du cou, à la région antérieure duquel il vient de prendre naissance. Il s'élève visiblement jusqu'à la hauteur de la tête, sous la masse formée par le cerveau. On peut démontrer que, dans ce point, le *vaisseau ceintré* et le *vaisseau droit* ne sont pas libres, mais bien logés dans l'épaisseur de la peau de la région antérieure du cou, formant le *capuchon céphalique*. Ces vaisseaux y sont nés : ils ne peuvent manquer de se trouver engagés dans l'épaisseur de cette plicature de la *peau*. On peut en effet, sur une pièce placée sur le microscope, engager une pointe d'aiguille sous le capuchon, la glisser jusque sous le cerveau, la faire jouer d'un côté à l'autre, déchirer cette enveloppe par un effort latéral, et avec elle un des côtés du *vaisseau ceintré*, sans altérer le moins du monde la moelle épinière, ni les rudimens des vertèbres, ni la masse du cerveau. Cette dissection délicate peut être poussée plus loin encore, et elle ne laisse rien à désirer, par rapport à la disposition anatomique dont il s'agit. On peut donc dire que le courant central du sang blanc, reçu par le *vaisseau ceintré*, s'est frayé un chemin selon la ligne médiane du corps, dans l'épaisseur de la peau de la région antérieure du cou, où se trouve déjà pratiqué le *vaisseau ceintré* lui-même. Mais à la hauteur de la tête, le vaisseau se recourbe sous le cerveau, pour se placer devant la colonne vertébrale et la parcourir du haut en bas. Nous négligerons à dessein, en ce moment, une bifurcation passagère sur laquelle nous reviendrons bientôt. Arrêtons-nous sur le changement brusque de direction. Cette inflexion semble fixer le vaisseau au point où il la subit : cependant il acquiert rapidement une grande longueur, entre cette même inflexion et le point de sa naissance, sur le *vaisseau ceintré* : l'excédant de sa longueur lui donne une incurvation qui le déjette à droite (fig. 20). La constance de l'inclinaison de ce même côté, vient peut-être de l'inégalité d'accroissement des deux parois. La chose paraîtra fort probable, lorsque l'on saura quel but important la nature atteint par cet artifice. La paroi droite du vaisseau forme donc

une saillie du côté droit de l'embryon : on ne voit se projeter ainsi, de côté, les deux parois et le vaisseau entier,
que plus tard; il forme alors une anse plus ou moins
régulière, et le plus souvent deux ou trois plis angulai-
res (fig. 29). Les battemens se manifestent par le redressement de la courbe de la paroi excentrique, lorsqu'elle
se montre seule, ou bien par le changement de forme.
et le déplacement tout entier du vaisseau, lorsqu'il se
détache tout-à-fait hors du corps (fig. 21, 22, 23 et 24).
Que l'on remarque bien que, dans ce dernier cas, l'aire
de la lunette formée par les contours du vaisseau en relief
et projeté à l'extérieur, n'est point transparente, du moins
autant que tout ce qui environne ce même vaisseau : phénomène qui se conçoit bien, puisque ce même vaisseau
n'est pas libre, et qu'il entraîne nécessairement avec lui,
dans sa déviation, la peau dans laquelle il est né. Cependant, l'allongement du vaisseau s'accroît au-delà de
toute proportion avec la place qu'il doit occuper : alors
comme pour tenir dans ce petit espace, et, sans doute,
pour de meilleures raisons, il *s'enroule sur lui-même* et
forme une *boucle entière*, toujours dans la même direction. Il se porte d'abord en devant, puis en haut, ensuite
en arrière, en bas, et de nouveau en devant, plaçant
son second contour à la gauche du premier, mais en contact l'un avec l'autre. Non-seulement ces deux contours

se touchent, sans nuire à la circulation du sang qui en parcourt la cavité, mais encore ils s'unissent intimement : aussi lorsqu'avec des points d'aiguille, on fait effort sur eux pour les dérouler, on n'y parvient qu'après avoir déchiré un tissu presque aussi dense que celui de leurs propres parois. Les efforts qu'il en coûte, les déchirures qu'il faut obtenir, et la réduction du vaisseau à sa rectitude primitive par cette dissection, sont des phénomènes très curieux à observer avec une forte loupe. Cet enroulement du *vaisseau droit* est une des préparations par lesquelles la nature parvient à la formation du cœur (fig. 27 et 35). Deux autres conditions sont encore nécessaires ; nous les décrirons à leur tour et au temps où elles répondent.

A cette époque répond aussi un enroulement de la portion de la peau qui répond à la région caudale, pour former de ce côté un capuchon pareil à celui qui s'est formé à la région céphalique (fig. 24 et 25). Seulement, n'ayant à recouvrir que la queue et le *pelvis*, le second est bien moins étendu que le premier, destiné à donner une enveloppe à la tête et au cou et à fournir la trame du cœur. On voit le capuchon caudal se détacher comme un nuage de l'extrémité caudale de l'*ellipse intérieure*, découvrir dans ce point une surface très transparente, se dessiner devant l'extrémité inférieure de l'épine et de la moelle spinale encore ouvertes, et y représenter la figure d'un *chausson*, lequel ne s'élève guère plus que le point que son bord libre vient d'atteindre. On distingue aisément alors que ce repli inférieur est formé des deux couches membraneuses du blastoderme : la *pulpeuse* qui est véritablement la peau, et la séreuse qui continue de ce côté, le sac amniotique. On voit aussi que les bords de ce double appareil membraneux se prolongent de droite et de gauche, aux bords latéraux du blastoderme jusqu'aux côtés de l'*ellipse intérieure :* en sorte que, de la formation des deux replis, supérieur et inférieur, de leur continuité avec le reste du blastoderme et de l'allongement progressif de l'embryon, il résulte l'incurvation de celui-ci sur sa face antérieure, et un tirage sur les deux côtés de l'*ellipse intérieure.*

A ce point, vers la trente-sixième heure, on voit naître le sang rouge. Jamais il ne parait dans l'embryon, mais toujours dans le *tapis*, et exclusivement dans la partie opposée à celle de la tête de l'embryon. Sa couleur est d'abord d'un jaune orangé; peu à peu elle devient plus intense, mais jamais il n'acquiert un rouge décidé qu'après avoir passé par le corps de l'embryon. Les premières traces sont des isles dont les contours sont incertains et les formes singulières : les unes sont à peu près circulaires; les autres se rapprochent du cylindre; quelques-unes et même le plus grand nombre, forment des angles variés. Le microscope y fait distinguer des globules d'un rouge pâle ou jaune, présentant de temps en temps quelques légères saccades. Les points, les lignes, les angles, règnent surtout vers l'*ellipse externe*, ou du tapis; ils s'unissent, se confondent et forment sur l'*ellipse* elle-même une traînée de sang dont les contours sont encore très peu corrects, mais qui s'étend bientôt à toute l'*ellipse*. Les traces situées le plus en dedans et qui se présentent d'abord avec les apparences d'un *sablé*, forment en s'unissant un réseau particulier, qui partant de l'extrémité caudale de l'*ellipse extérieure*, et de la traînée sanguine extérieure elle-même, se dirige par un ou deux courans, des deux côtés du corps, à travers le *champ translucide*, recueillant tous les affluans de la *gerbe* parallèlement à la moelle épinière, en parcourant l'axe de l'ellipse intérieure, vers l'une ou les deux extrémités du *vaisseau ceintré*.

Incessamment le mouvement se manifeste dans ce nouvel appareil vasculaire; il semble que l'impulsion dépende de l'intégrité de cet ensemble organique. Du moment que ses principales parties sont terminées et mises en communication réciproque, le mouvement se prononce : il emporte alors uniformément de la queue vers la tête de l'embryon, tous les globules rouges roulant dans un véhicule blanc, globuleux, comme la partie rouge elle-même. Le mouvement commence au pôle caudal de l'*ellipse externe* (fig. 32, 33 et 34). Là sont rassemblées de grandes masses de sang. Les globules partent successivement par trois ou quatre voies, pour se rendre au pôle céphalique, ou directement vers la tête de l'embryon. D'abord de chaque côté de l'*ellipse externe*, part un courant dont la vitesse s'accélère progressivement : ces deux courans sont sur le point de s'unir, marchant l'un contre l'autre, au pôle céphalique de l'*ellipse externe;* tout-à-coup ils tournent brusquement dans l'axe de l'embryon, et marchant parallèlement entre eux, arrivent en traversant une partie du *champ translucide* et formant ainsi ce que nous appelons *vaisseaux rentrans céphaliques*, chacun à une extrémité du *vaisseau ceintré* où ils se dégorgent pour être soumis à l'action du cœur lui-même. L'influence des mouvemens de ce dernier organe, tout imparfait qu'il est encore, est bien manifeste alors, non-seulement sur la masse du sang qu'il meut immédiatement, mais encore sur les courans qui lui arrivent ainsi du dehors et qui semblent sinon attirés par les mouvemens alternatifs du cœur, du moins admis périodiquement dans les cavités ou les contours du vaisseau enroulé, à mesure qu'ils sont vidés par la contraction. Mais avant que le dégorgement se fît dans le cœur, les courans avaient lieu; ils ont commencé au plus loin du cœur, au pôle opposé de l'*ellipse extérieure:* là, le mouvement était continu et uniforme lorsqu'il a commencé; il ne cesse de se maintenir exactement le même, après la formation du cœur complet; et lorsque l'influence de celui-ci est pleine et entière, elle ne se fait sentir qu'à une petite distance, en dedans de l'*ellipse* seulement. Partout ailleurs il est évident que la cause de l'impulsion n'est pas la même. Le cœur est un nouvel instrument de mouvement qui vient d'être ajouté aux causes précédentes; mais il est manifeste qu'une autre cause l'avait devancé.

Ainsi se forme, ce que Haller a nommé cercle *veineux*, et que l'on peut appeler *couronne : vaisseau elliptique* qui n'a de régulier que sa marche, mais qui d'ailleurs, présente tout le vague, tout l'incorrect des sinus de la dure-mère. On le voit formé tantôt par un cours unique, tantôt par deux courans laissant une isle; par plusieurs courans ou embranchemens qui se réunissent ensuite; ses parois sont découpées, mal arrêtées, etc. Il est évident que l'impulsion qui a donné le mouvement à la traînée de sang, s'est faite par une série dont on retrouverait peut-être aisément les traces, par celles de toutes les tangentes de l'ellipse. Il est évident aussi que lorsque l'impulsion des courans a été donnée, il n'y avait encore rien

de solide autour de la masse ou trainée de sang mise
en mouvement : il n'y avait pas de parois de vaisseaux
formées ; elles ont apparu plus tard. Ainsi se forment
également les *vaisseaux* que nous *appelons rentrans caudaux*, pour les distinguer de ceux qui jouent le même
rôle à la tête, où l'on voit exactement les mêmes phénomènes.

Quant aux deux vaisseaux *rentrans céphaliques* qui s'inclinent du périgée de l'ellipse de la couronne vers le *champ
translucide* et dans l'axe de l'embryon, nous croyons que
leur formation remonte bien plus haut, comme nous en
avons préparé la démonstration. Si l'on se rappelle en ce
moment l'enroulement de la peau, du pôle céphalique du
blastoderme pour envelopper la tête et le cou; si l'on se
rappelle que le bord de la peau enroulée emporte avec
lui une fraction de la cavité de l'*ellipse extérieure* destinée
à former la couronne, et qui devient ainsi le *vaisseau
ceintré* et l'origine du cœur; si l'on se rappelle aussi que
nous avons expressément fait remarquer que dans ce
déplacement d'un fragment de l'*ellipse extérieure*, il n'y
avait rien de rompu, que loin d'opérer aucune solution de
continuité ce déplacement qui se fait lentement, groupe
en passant tous les courans de globules blancs, libres
dans le champ translucide et forme ainsi la gerbe céphalique, on n'aura pas de peine à concevoir la continuité

qui se trouve tout établie entre le *vaisseau ceintré* et par
conséquent le cœur, et le pôle céphalique de la couronne
par deux *vaisseaux rentrans céphaliques*. Ces vaisseaux
existaient, ils ont servi de trace, comme tous les vaisseaux blancs de la gerbe céphalique, long-temps avant de
recevoir du sang rouge.

Pendant que celui-ci se montre, et avant qu'il ait
parcouru le contour de l'*ellipse*, qu'il n'y ait formé son
vaisseau et pénétré par lui jusqu'à l'embryon, un autre phénomène s'annonce. Les côtés de l'*ellipse intérieure*, avons-
nous fait remarquer, se rapprochent entre eux et des côtés
du corps de l'embryon, d'abord en apparence par l'effet
de l'allongement rapide du corps et du repoussement
excentrique des deux pôles de l'*ellipse*; ensuite, et bien
plus réellement, par l'effet d'une traction mécanique
exercée sur ces mêmes côtés, par la membrane pulpeuse,
cutanée du *blastoderme*, et par la membrane transparente
que nous pouvons appeler déjà amniotique : l'une et
l'autre ont formé deux capuchons; le supérieur tend à
s'abaisser, à se resserrer de plus en plus; on voit à cette
époque, en effet, une pénombre partant de la fin du capuchon céphalique et des côtés du caudal, et qui s'étend
obliquement aux côtés de l'*ellipse intérieure*. Alors le
champ translucide prend une forme que les écrivains ont
comparée à un *biscuit*, et que nous comparons à un corps

de guitare; parce qu'à la faveur de ce changement de
forme, les deux pôles de l'*ellipse intérieure* peuvent admettre, chacun par son contour extérieur, l'inscription
d'un cercle assez régulier; cercles connivens vers le centre de l'ellipse, et qui se trouvent marquer ainsi précisément les deux foyers de cette même ellipse. Dès-lors,
si l'on est attentif, on voit dans les deux traits lumineux
que nous avons fait remarquer comme la trace probable
des artères iliaques, encore en l'état de vaisseaux à sang
blanc, un embranchement à angle droit se former de
chaque côté, répondant à la région lombaire de l'embryon et se jetant dans le tapis pour y former les rudimens d'une foule de vaisseaux que nous décrirons bientôt
(fig. 32). Ces traces vasculaires ne sont encore marquées
que par des lignes lumineuses, comme celles qui marchent devant les vertèbres, et dont elles sont nées; mais
au microscope, et avec un fort grossissement, on finit
par voir des courans de sang blanc dans ces mêmes vaisseaux, et dans une direction propre à y faire reconnaître
des artères.

Le sang rouge pénètre enfin tout l'appareil vasculaire,
il roule ses globules dans ses vaisseaux apparens qu'il
rend plus sensibles, et dans d'autres que leur transparence ou leur situation profonde rendrait vagues, et que
leur couleur va rendre plus manifestes. Dans le cœur

l'injection fait voir distinctement la *boucle première* du vaisseau unique qui le constitue, et dont nous avons décrit la formation; elle aide à distinguer d'autres circonstances du même organe et des vaisseaux qui en partent, que les auteurs ont mal exprimées, et que nous allons exposer avec soin.

Après avoir subi l'enroulement qui en forme une *boucle complète* de la *droite* à la *gauche*, le vaisseau du cœur revenu en devant se replie de *gauche à droite*, pour former un *angle aigu* à sinus postérieur, et dont les côtés sont placés horizontalement, l'un à droite, l'autre à gauche. Le vaisseau revient ainsi, au-dessous ou au-devant du premier contour de la *boucle* qu'il avait formé auparavant (fig. 35 et 36, et 27); alors il s'élève, s'incline en arrière, marche horizontalement par-dessus la *boucle* jusqu'aux vertèbres, sur lesquelles il se couche pour les suivre de haut en bas. Dans son trajet horizontal, ce vaisseau se divise en deux branches, d'abord accolées et marchant ensemble, l'une au-dessus de l'autre; puis séparées par un petit intervalle, se rapprochant ensuite et s'unissant de nouveau pour ne former qu'un tronc unique, au point où il se place devant les vertèbres. Dans le court espace de l'isolement des deux branches, au point où elles sont le plus distinctes et où commence l'inflexion qui va les réunir, naissent de la supérieure, deux rameaux qui

se portent de chaque côté de la tête, et dont on peut
suivre les contours et les embranchemens dans le cerveau,
à la faveur de sa transparence. La naissance de ces deux
rameaux supérieurs, l'aspect des deux *rentrans céphaliques* que l'on distingue souvent à travers la transparence
des parties, paraissent en avoir imposé aux auteurs, qui
ont représenté ce point d'une manière vague et en y supposant plus de vaisseaux qu'il n'y en a réellement, ou en
y admettant une incertitude que l'on n'y voit jamais : ainsi
on a dit que le vaisseau du cœur se divisait là en *trois ou
quatre branches*. Lorsque l'on sait que cette divison prépare la naissance des artères aorte et pulmonaire, chacune
d'un ventricule séparé, on sent bientôt qu'il est impossible qu'il y ait la moindre variation sur ce point, à moins
de causes graves de perturbation, qu'il n'est peut-être
pas impossible d'assigner. Les erreurs de cette espèce se
conçoivent, cependant, lorsque l'on considère que cet
appareil est caché dans la gaine formée par la peau du
cou et que les parties commencent à devenir moins
transparentes; mais d'un côté les trois ouvertures en
forme de boutonnière que les côtés du cou présentent
et que l'on a décrites comme des *branchies*, permettent
de suivre l'appareil vasculaire surtout quand il est coloré
par le sang rouge (fig. 27); d'un autre côté, la gaine que
forme la peau du cou étant ouverte par-devant, on peut

en retirer les parties que l'on veut voir et s'assurer par ce simple déplacement ou par une dissection plus étendue, du véritable état des choses (fig. 35 et 36).

On peut désormais concevoir les moyens que la nature emploie pour la formation d'un cœur à quatre cavités, c'est-à-dire, de l'espèce la plus compliquée. Quand on a bien constaté l'état des choses au point que nous venons de dépeindre, tout le reste devient moins difficile à observer. La *boucle circulaire* à contours verticaux, qui se forme la première, place à côté l'un de l'autre deux *tractus* du vaisseau, lesquels, pour former deux aureillettes, n'ont besoin que d'une cloison verticale qui les intercepte dans le point de l'inflexion postérieure; c'est ce qui arrive en effet (fig. 39 et 40): on voit à l'extérieur un pincement s'opérer dans le sens de la circonférence du vaisseau, devant les vertèbres; et la transparence des parois permet d'observer deux lacs de sang dans les intervalles de repos, qui prouvent qu'une saillie intérieure répond à l'étranglement externe. Une cloison se forme donc : il suffit que les parois supérieure et inférieure marchent à la rencontre l'une de l'autre; et au moyen d'une légère déviation latérale des deux pincemens, elles marchent l'une vers l'autre à la manière de branches de ciseaux, ce qui donne pour résultat une ouverture oblique, valvulée, telle qu'on la connait. A droite de ce pincement, dans le premier contour de la boucle, se trouve tout l'appareil veineux à sang noir ou jaune : car, en outre des deux vaisseaux *rentrans céphaliques* et du *rentrant* ou des *rentrans caudaux*, on y voit aboutir plus tard, comme des embranchemens, une veine supérieure, une veine inférieure, qui sont les deux *veines caves*. A la gauche de ce même pincement, dans le second contour de la *boucle*, se trouve l'appareil veineux à sang rouge : on y voit aboutir, plus tard, quatre rameaux qui seront les veines pulmonaires, les deux renflemens que ce *pincement pré-vertébral* sépare sont donc l'ébauche des aureillettes du cœur, auxquelles il ne manque guère que les prolongemens et les colonnes.

Quant aux ventricules, ils sont préparés par l'angle que le vaisseau présente en avant de la double boucle (fig. 37 et 38). L'on croirait aisément que la pointe des deux ventricules doit répondre au sommet de ce même angle et chacune des cavités dans un des côtés de cette même inflexion; et que les deux parois opposées du vaisseau replié sur lui-même, formeraient, en s'unissant, la cloison. Il n'en est pourtant pas ainsi; la chose serait même impossible, car alors les deux artères aorte et pulmonaire naitraient de la même cavité. Les deux branches dans lesquelles se divise le vaisseau unique, immédiatement après avoir formé les *deux boucles*, sont séparées à leur origine par un éperon dont la saillie correspond au

dernier contour du vaisseau replié sur lui-même : cet
éperon se prolonge dans l'intérieur du vaisseau, jusqu'à
ce qu'il soit arrêté par la paroi qui lui est opposée, dans
le sinus du dernier angle (fig. 41, 42 et 43). Pendant
que ce phénomène s'accomplit, les deux parois accolées
du vaisseau replié se relèvent (fig. 37), effacent leur inflexion et fortifient d'autant les parois du ventricule
qu'elles forment ainsi. Le ventricule droit serait fort petit,
si l'éperon des deux artères descendait purement et simplement, et suivant une ligne droite; mais l'acte même
du relèvement des parois redoublées forme un tirage qui
incline à gauche et par un mouvement de torsion, la
cloison *inter-ventriculaire*, par où les dimensions respectives sont conservées aux deux cavités, telles qu'elles sont
nécessaires et qu'on les trouve en effet.

Un pincement nouveau s'annonce au-dehors, au
point où doit correspondre l'ouverture *auriculo-ventricu-
laire* gauche. Il annonce la formation de cette partie de
l'instrument, mais la formation de l'ouverture auriculo-
ventriculaire droite n'est pas aussi simple. Nous croyons
pouvoir garantir par une observation attentive, les phénomènes que voici : Le premier contour vertical du vaisseau, dans ce que nous appelons la *boucle*, et qui forme
l'aureillette droite, se trouve incessamment accolé au
dernier contour de ce même vaisseau, dans l'angle par

lequel il prépare la formation des ventricules : ce dernier
contour est destiné à la formation du ventricule droit,
et de cette manière les contours qui doivent former, qui
forment déjà l'aureillette droite et le ventricule du même
côté, se trouvent en contact par leurs reliefs extérieurs.
Bientôt ces deux parties s'unissent; il se fait entre elles
une fusion analogue à celle du tibia et du péroné du bœuf,
et où les cavités médullaires même deviennent commu-
nes : alors les cavités de l'aureillette et du ventricule
communiquent et peuvent se prêter à la circulation, et
les cloisons *inter-auriculaires* et *inter-ventriculaires* peuvent s'achever sans nuire au mouvement. Jusque-là,
l'imperfection du cœur ne s'opposait pas davantage au
libre passage du sang : il parcourait les divers compartimens continus d'un vaisseau unique et très perméable,
quoique replié sur lui-même et garni de cloisons imparfaites; on voit même les lacs de sang, reconnaissables à
travers l'épaisseur des parois, et répondant aux cavités
distinctes dont les cloisons préparent la séparation, et l'on
peut constater, comme nous l'avons fait, par des dissections difficiles, mais très praticables, que la cloison *inter-
ventriculaire* ne s'achève que lorsque l'ouverture *auriculo-
ventriculaire droite* est faite. De cette manière la circulation
change de rithme sans avoir éprouvé la moindre interruption.

A peine ces changemens sont-ils opérés, que déjà, et même auparavant, les parois des ventricules se chargent d'une grande masse de faisceaux charnus, ce qui détruit leur transparence et ne permet plus d'observer la circulation dans les cavités : il faut alors disséquer le cœur, y faire des coupes, pour constater les dispositions intérieures; mais le cours du sang peut encore être bien observé dans les vaisseaux dont les parois sont encore minces et transparentes. A la faveur de cette disposition, on peut encore se rendre compte des phénomènes suivans, bien dignes d'un grand intérêt. Nous avons dit que les artères iliaques se faisaient remarquer même ne contenant que du sang blanc; et que, en cet état, on pouvait y distinguer un embranchement à chacune qui s'éloignait à angle droit de l'axe de l'embryon, en traversant de chaque côté, le milieu du champ translucide. Dès que le sang rouge pénètre dans ces deux vaisseaux, il y forme incessamment dans chacun, par des divisions supérieures et inférieures, *deux cercles*, l'un *céphalique*, l'autre *caudal* (fig. 32). Chacune de ces *artères latérales* donne deux ou trois branches principales : les branches et les rameaux des uns et des autres forment aussitôt des arcades dont les plus extérieures vont s'ouvrir dans la *couronne*, et les autres s'ouvrent dans les branches ou les mailles les plus voisines des vaisseaux de la gerbe, qui deviennent ainsi tous les jours plus apparens par leur couleur et par leur volume. Les branches extérieures formant les arcades les plus grandes s'ouvrent dans la *couronne* sous des angles aigus; mais dans les supérieures l'angle est dirigé vers le *pôle céphalique* du champ du travail, et dans les inférieures de ces mêmes arcades l'immersion se fait dans le *vaisseau de la couronne*, sous un angle dirigé vers le pôle caudal. Le point de séparation de l'anastomose des unes et des autres, répond à peu près au milieu des côtés des deux *ellipses*. Il s'ensuit que le mouvement du sang, injecté par le cœur dans les *artères latérales, branches des iliaques*, se communique au courant de celui de la couronne; dès-lors le rithme de la circulation de ce vaisseau et sa direction, sont changés; le sang y circulait par un mouvement uniforme; il présente alors des saccades alternatives; il courait de la queue vers la tête; après ce changement, il se partage en deux courans de chaque côté : l'un court vers la tête, l'autre vers la queue, et le point de partage d'un côté et de l'autre, est le milieu des côtés de l'*ellipse*, c'est-à-dire, le point intermédiaire de l'immersion des branches *ascendantes* ou *céphaliques*, et *descendantes* ou *caudales*. Ainsi le sang injecté par le cœur dans les artères *iliaques*, et leurs branches les artères *latérales*, rentrent tout aussitôt, après avoir parcouru un demi-cercle de chaque côté par les vaisseaux *rentrans*,

14

céphaliques ou *caudaux*, ou par une moitié de la *gerbe*, *céphalique* ou *caudale*.

Cependant une déviation importante va avoir lieu : elle va rendre inutiles quelques-unes des voies de la circulation telles que nous venons de les indiquer. L'appareil vasculaire qui vient de paraître est tout antériel; un appareil veineux entièrement parallèle va se manifester. Avant que le sang rouge n'en décèle l'existence, il est vraiment impossible de la soupçonner, et comme la circulation avait un autre mode, bien manifeste, bien suffisant, qu'elle abandonne du moment que le nouvel appareil veineux paraît, il est impossible de ne pas admettre que celui-ci s'est formé le dernier.

A côté du tronc des artères latérales, sous chacune de leurs branches, sous la plupart de leurs rameaux, on voit se former des courans opposés à ceux des artères (fig. 31); on les voit recevoir l'anastomose des dernières ramifications des artères, ou bien s'ouvrir dans les points correspondans de la couronne; et les courans que l'on peut suivre encore facilement, versés dans la couronne par les ramifications ortérielles, en ressortent aussitôt pour passer par les ramifications veineuses. Ainsi les courans de la *couronne* qui avaient d'abord marché uniformément de la queue à la tête, par lés deux côtés, qui s'étaient ensuite partagés en partie ascendante et partie descendante de chaque côté, ne font plus alors qu'un court circuit dans quelques points isolés, dont chacun a ses voies d'immersion et ses voies d'immersion particulières.

Une chose paraîtra remarquable dans la formation de ces nouveaux vaisseaux veineux : lorsque l'observation est arrivée à ce point, l'œil est bien exercé à reconnaître les premières traces de vaisseaux qui vont paraître, même avec un sang sans couleur; cependant, il est impossible après l'examen le plus attentif de dire comment se sont formés ces derniers vaisseaux, et comment ils ont pu garder un parallélisme presque complet avec ceux qu'ils sont destinés à seconder. Ce que l'on peut dire de plus raisonnable, c'est que des masses de globules de sang, formées dans le tapis, sous les colonnes du sang artériel, ont marché dans la cellulosité de ce même organe, de manière à s'y former des voies, comme ont dû le faire auparavant les globules alignés du sang blanc, formant des courans sur le passage desquels des voies vasculaires se sont construites. Mais quelle impulsion constante leur a donné la direction du plus parfait parallélisme? N'anticipons pas sur la solution de cette question, qu'il faudra peut-être demander à ce que la physique a de plus transcendant. Dans le moment, contentons-nous de constater que la circulation change aussitôt que l'appareil vasculaire du tapis se complète; et

que le vaisseau de la couronne et les *rentrans céphaliques* et *caudaux* qui n'en sont que la continuation, s'atro-
phient, s'effacent à mesure qu'ils deviennent inutiles.
Ce dernier appareil était transitoire ; il disparaît à mesure
que les appareils permanens se manifestent ; or, les *artères latérales* du tapis sont les artères mésentériques supérieure et inférieure, et les veines latérales sont les racines
premières de la veine porte. Une destinée aussi importante doit entraîner aisément l'atrophie de l'appareil de
transition.

Une remarque intéressante à ce sujet, et qui sera
rappelée avec plus de fruit ailleurs, est que, du moment que le sang rouge se montre dans le cœur, et que
celui-ci se rapproche de ses formes définitives, on voit
paraître aussi les premiers rudimens du foie, dans lesquels la structure gramluse et vasculaire est déjà apparente. Cette première manifestation se montre immédiatement au-dessous du concours des deux vaisseaux
rentrans céphaliques ; plus tard, il se trouve immédiatement au-dessus du concours des veines latérales du tapis,
ce qui répond bien au caractère et à la destination de ces
vaisseaux.

Arrêtons ici l'exposition anatomique pure et simple,
pour présenter quelques réflexions sur ce qui précède, et

qui renferment probablement la démonstration des lois d'après lesquelles se fait l'évolution.

———•◦◦◦•———

L'observation la plus attentive montre clairement, dès les premiers momens, la formation d'un organe *membraneux à deux couches*, dont les élémens n'existaient pas auparavant, et qui résulte de quelque transformation opérée dans la matière du jaune. Cette *production nouvelle*, en effet, est née à la surface de cette matière ; elle se trouve placée sous la membrane vitellaire ; elle n'adhère que secondairement avec la face intérieure de ce même sac ; celui-ci est absolument le même et sans la moindre altération, avant et après la formation de cette *double membrane*. Cette dernière est née au milieu des *halones*, lesquels s'accroissent dans la proportion de la *double membrane* et qui résultent manifestement eux-mêmes de la condensation progressive du jaune ; enfin, la matière ne peut presque pas en être entièrement séparée, et après des lavages réitérés elle en paraît encore imbibée dans son tissu ; phénomène qui devient de plus en plus prononcé, et à tel point, à une époque avancée, que la membrane muqueuse tout entière est manifestement jaune. Il est difficile de ne pas conclure que cette *double couche* de nouvelle formation est née du jaune, et que la matière de ce dernier est propre, non-seulement à en former le premier rudiment, mais encore à l'accroître et à faire les frais de toutes les formations ultérieures, en pénétrant par imbibition dans le tissu de la première couche formée.

Mais l'ensemble des phénomènes ultérieurs, montre partout la membrane muqueuse de cette production première, formant l'enveloppe extérieure de la totalité de l'embryon : la contemplation de tout ce qui se passe au-delà de ce premier moment et dès celui où l'on peut apercevoir les rudimens de quelqu'un des organes intérieurs, signale cette même membrane comme *la peau.* C'est donc elle dont on peut suivre de l'œil la formation, aussitôt que l'on peut distinguer un nuage de globules occupant tout l'espace circonscrit par l'*ellipse intérieure ;* elle est taillée sur un patron elliptique, parfaitement définie par la ligne qui la circonscrit; elle se détache visiblement dans ses limites, d'abord aux extrémités de l'ellipse, ensuite sur ses côtés, pour s'enrouler et envelopper les diverses parties de l'embryon, à mesure qu'elles sont formées. La peau est donc la première partie formée : elle aura donc un rôle bien important à remplir dans les phases de l'évolution, puisque la priorité d'existence lui est acquise.

Mais comment se forme-t-elle? Un examen attentif y fait reconnaître une grande analogie avec les *pseudo-membranes*, et si l'on se rappelle que la nature procède ainsi dans toutes les réparations, qu'elle commence toujours par produire une lame ou une masse *pseudo-membraneuse* dans les réunions, dans les délimitations d'affections morbides, dans l'établissement de la suppuration, dans les reproductions, etc., on sera fort tenté de croire qu'elle suit ici un procédé de la même espèce. Les pseudo-membranes sont le produit de la précipitation, de la condensation, d'une sorte d'agrégation régulière de la *fibrine du serum*, c'est-à-dire de la partie la plus avancée en organisation du *sang blanc*. C'est en passant par ce degré de combinaison, que la nature parvient à l'accomplissement de productions d'abord fort simples, mais qui, dans leur état d'achèvement, peuvent atteindre le plus haut degré de complication L'analogie ordinaire de ses procédés permet d'admettre qu'elle use dans les cas de création ou production normale des mêmes moyens que dans ceux de production accidentelle. Le problème est le même, comment les voies de solution ne seraient-elles pas identiques? Nous venons de démontrer qu'une période tout entière de l'existence d'animaux à sang rouge, se compose de circonstances semblables à celles de l'existence définitive des animaux à sang blanc; c'est que probablement ces conditions répondent à un degré moins élevé et plus facile à obtenir, de combinaisons chimiques. Dans le cas de productions normales, la provision des matériaux nécessaires, l'*ovule*, n'a besoin que de ceux-là pour remplir ce but fondamental : par des progrès ultérieurs, la nature obtiendra les instrumens nécessaires à de nouveaux produits. Aussi n'est-il guère possible de douter que la masse du jaune ne soit entièrement formée des matériaux nécessaires, suffisans, aux combinaisons que la production à venir réclamera ; comme les cotylédons des germes végétaux contiennent indubitablement les élémens nécessaires au développement, aux conditions d'existence et d'évolution de la plantule. Dans l'un et dans l'autre cas, sans doute, certains matériaux sont prêts et doivent être employés tels qu'ils sont ; d'autres trouveront dans les circonstances environnantes de quoi remplir les conditions chimiques nécessaires dans un temps plus avancé. De même, dans les productions animales accidentelles, les matériaux nécessaires existent d'avance, même dans un état de *richesse* plus grand qu'il ne faut d'abord. Mais il se fait une sorte de mouvement rétrograde par lequel l'édification insolite est prise sur le pied du *principe embryonnaire*. En vertu d'une loi fondamentale, le mouvement venant à manquer au sang rouge ou à son *serum*, dans le fond d'une plaie, entre les feuillets d'une plèvre et d'un péritoine enflammés, les globules colorés qui ne sauraient être utiles se séparent et disparaissent par l'absorption ou par la mort : la dernière catégorie en fait un corps étranger qui doit être éliminé, et qui le sera à la faveur d'une légère modification du travail organisateur, lequel n'en est pas troublé. Cependant les *globules blancs*, la fibrine non colorée du *serum*, le véritable *crassamentum du sang blanc* se précipitent ; ces globules s'unissent et forment ainsi, par la simple condensation de molécules similaires, la trame de la pseudo-membrane par laquelle il faut que tout commence.

Lorsque l'observation la plus attentive ne peut faire saisir dans le blastoderme d'un ovule, que les phénomènes d'une peau, d'abord en l'état uniforme d'une pseudo-membrane, comment se refuser à l'analogie? Mais ce n'est pas tout, elle est plus grande encore. Dans l'embryon, nous avons montré la formation du sang, d'abord blanc, puis rouge, se traçant des voies assez régulières et qui deviennent ensuite des vaisseaux ; de même, dans un autre travail (1), lequel s'est trouvé confirmé peu de temps après, sur ce même point par d'autres recherches, nous avons démontré que dans les produits organiques

1. Recherches sur les produits organiques morbides. (*Mém. des Hopitaux du Midi*, etc.

morbides, on voyait naitre du sang, dont nous n'avons pu, il est vrai, constater que l'état rouge, mais qui dans les voies régulières qu'il se trace, parvient à former un appareil vasculaire propre au corps nouveau, sans le moindre rapport avec les organes normaux environnans. Voilà des progrès semblables, parallèles, dans lesquels il est difficile de ne pas reconnaître une identité de principe bien probable, pour ne pas dire nécessaire.

La peau de l'embryon, dont un observateur patient peut contempler ainsi la formation, serait donc une pseudo-membrane, laquelle passerait successivement par des perfectionnemens connus et plus aisés à constater dans d'autres cas analogues; et les matériaux de cette pseudo-membrane devant être fournis par le contenu du sac vitellaire, il n'est guère possible d'éviter d'admettre que ces matériaux se trouvent là tous faits et n'attendent que des conditions favorables pour passer à l'état solide. Le sang blanc et le sang rouge étant successivement nécessaires pour pourvoir à l'existence de l'embryon, il est bien difficile que leurs globules ne se trouvent pas dans la masse du jaune. Une première condition favorable étant donnée, les globules du sang blanc s'unissent pour former la trâme de la première pseudo-membrane, destinée à devenir la peau. Pour le moment, contentons-nous de faire remarquer la forme d'une lame constamment circulaire de ce premier produit, et sa situation tout aussi constante sous le sac vitellaire, et à une distance ordinairement égale des deux chalazes, circonstances tout autant remarquables par leur invariabilité que les formes géométriques d'un cristal.

Ce premier élément formé, il parait destiné à agir sur la matière des autres formations ; car c'est dans son propre sein qu'elles prendront naissance. Elle parait s'imbiber par *endosmose*, de la matière du jaune manifestement destiné à cet usage ; les *halones* sont évidemment des ondées du jaune soulevé, délayé par la sérosité du blanc, que nous croyons apportée dans ce point par les chalazes, pour que les globules du jaune puissent pénétrer dans le tissu spongieux de la pseudo-membrane. On voit, en effet, la peau formée de globules qui se déplacent dans son épaisseur ; ces globules s'accumulent dans certains points, ils en abandonnent d'autres, ils se meuvent librement avant de s'arrêter dans les points où ils acquièrent de la consistance et forment les premiers linéamens des organes. Ainsi, dans le premier moment, la peau se présente sous la forme d'un nuage assez dense dans son centre, s'éclaircissant insensiblement vers la circonférence, presque entièrement transparent dans son contour. Mais bientôt ce même centre s'éclaircit ; la lumière passait d'abord, mieux dans un point

central ; bientôt cet éclairci s'étend suivant une ligne, et
cette même ligne se trouve l'axe de la *forme elliptique que
la peau contracte alors ;* alors aussi les globules s'arrangent des deux côtés de la ligne claire et axuelle, en courbes demi-opaques, ayant toutes leur convexité tournée
vers cette même ligne axuelle, tendant à se redresser, à
se raccorder, et se raccordant en effet, pour former deux
lignes parallèles, et droites lorsque toutes leurs flexuo-
sités sont enfin effacées. Au-delà de la circonférence de
ce qui fait déjà la peau, la *pseudo-membrane* primitive
s'étend pour former ce que nous appelons le tapis, l'*area
vasculosa* des auteurs : là aussi, et dans la texture spon-
gieuse de ce tissu nouveau, on voit des globules mobiles ;
ils sont surtout très remarquables dans la digue qu'ils y
forment bientôt, et qui dessine la *seconde ellipse* ou *ellipse
extérieure :* ils sont manifestement attirés par une force
qui les fait marcher selon les rayons des deux foyers de
l'*ellipse,* et retenus par une autre force sur le contour de
cette même ellipse. Ce qui doit principalement nous
occuper en ce moment, c'est le mouvement qu'ils ont pu
faire de toutes parts ; preuve indubitable qu'ils étaient
libres tout engagés qu'ils sont dans le tissu spongieux de
la membrane où ils se sont mus.

Les observations dont nous venons de rappeler le résultat sont d'une grande importance, mais aussi d'une

grande difficulté. Pour bien constater ce qui se passe réellement à cet égard, il ne suffit pas de beaucoup de patience, d'opérer avec de bons instrumens, et de revenir souvent sur les mêmes époques et sur les mêmes objets, il faut encore laisser la pièce exposée quelques instans à l'air libre : il s'ensuit que les points les plus minces perdent une partie de leur épaisseur et laissent mieux traverser la lumière, tandis que les autres paraissent moins éclairés; alors on distingue parfaitement les reliefs de ceux-ci. En comparant des époques très voisines, on voit l'accumulation des globules dans les points les plus opaques, et les résultats de leur soustraction dans les points qui sont devenus plus transparens qu'ils ne l'étaient auparavant. Mais si l'on observe attentivement et avec la patience nécessaire, et surtout en entretenant la température naturelle des pièces que l'on examine, on surprendra souvent le mouvement des globules eux-mêmes. L'on pourra constater ainsi qu'ils se déplacent véritablement dans le tissu de la *pseudo-membrane*, et que c'est par ce mouvement que, répandus d'abord, presque uniformément dans ce même tissu, un peu plus abondamment au centre, point sous lequel doit se trouver en effet, la plus grande dilution du jaune, ils se rassemblent ensuite dans certains points déterminés, et pour y former des figures à peu près définies.

Il est impossible, après avoir vérifié ce déplacement des globules, d'abord infiltrés à peu près indifféremment dans une sorte d'éponge, puis s'arrangeant presque méthodiquement, de considérer comme indifférente la conversion de la forme circulaire ou elliptique dans la peau que la pseudo-membrane représente, la formation de la ligne claire précisément dans l'axe de l'ellipse, enfin la disposition courbe de chacune de ces lignes dans lesquelles les globules se sont groupés; courbes qui ne traversent et n'entrent même jamais dans la ligne claire axuelle, et qui ne correspondent jamais à cette même ligne que par leurs convexités.

Le raccord successif de ces mêmes courbes, par leurs extrémités, à mesure qu'elles se redressent; phénomène dont on peut suivre les progrès en examinant un grand nombre de pièces de date à peu près pareille, en profitant ainsi des moindres différences dans l'énergie du développement, est tout autant remarquable dans les mêmes vues; surtout en considérant qu'il est accompagné de deux circonstances qui ne manquent jamais et qui méritent elles-mêmes une grande attention. On peut voir aisément, en effet, que dans leurs extrémités les courbes qui ne sont pas encore redressées et raccordées, finissent insensiblement comme le bord d'un nuage et qu'elles ne présentent là que quelques globules disséminés. A mesure

que ces extrémités se redressent et se confondent, et que
les courbes forment ainsi des *bandes continues*, les points
d'union présentent la même densité que les parties intermédiaires, et les globules s'y montrent tout aussi nombreux et condensés. Cependant chaque *bande continue*
garde encore, et même long-temps, des traces de cette
conversion des lignes *courbes* par des ondulations qui
répondent à la réunion de ces dernières : il semble que
le redressement ne soit pas encore complet, ni dans les
points d'union, ni dans les intermédiaires, et cette apparence est l'expression de la vérité.

Il y a donc une force qui a déplacé les globules du
jaune à mesure qu'ils ont pénétré dans le tissu spongieux
de la pseudo-membrane. Cette force a rapproché les plus
éloignés du centre, ceux qui ont pénétré près de la limite
de la pseudo-membrane, selon l'*ellipse extérieure*, la plus
grande des deux ; elle a rassemblé ceux du centre même
en dedans de l'*ellipse intérieure*, mais sur les côtés de la
ligne axuelle de cette même ellipse, qui est aussi celle
des deux, de manière à leur faire former d'abord des
courbes isolées, toutes tournées vers l'axe par leur convexité. Plus tard, cette même force tend à redresser toutes
ces courbes, à les unir par leurs extrémités, à leur faire
former sur les deux côtés de l'axe deux *bandes continues*,
dont le redressement s'achève enfin et avec une difficulté

visible. Nous rechercherons bientôt de quelle nature est cette force; maintenant c'est le moment de s'arrêter sur une erreur consacrée par plusieurs écrivains, et de la discuter.

Nous avons déjà parlé de la mention expresse faite par MM. Prévost et Dumas, de la ligne noire avec un renflement supérieur, qu'ils ont comparé à une épingle et qu'ils ont cru reconnaitre pour les traces d'un animacule spermatique logé dans l'ovule. Ce même phénomène a été noté avec autant de soin par *Baer*, qui l'a décrit comme un corps particulier qu'il a nommé *corde dorsale*. Cette ligne noire serait d'après le célèbre observateur que nous venons de citer, non pas la première trace du *nerf spinal*, lequel à son avis n'existe pas encore, ni alors ni long-temps après, mais de l'étui destiné à le loger et qui est formé long-temps avant de renfermer quelque chose. Nous présenterons ici quelques remarques touchant ces deux opinions, qui nous paraissent peu fondées l'une et l'autre.

La ligne dont il s'agit n'est jamais sensible tant que dure de la part de la *peau*, l'apparence de *nuage* plus dense dans le centre que dans la circonférence. On pourrait penser que la densité relative du point central pourrait dérober alors la connaissance de la *corde dorsale*. Mais cette opacité relative du centre n'est qu'une facilité un peu moindre pour le passage de la lumière, et la *corde dorsale*, surtout son renflement supérieur (céphalique), intercepte formellement le passage de la lumière et forme une ombre trop distincte pour qu'elle ne fût pas sensible, même à travers la transparence moindre du centre ; cette corde d'ailleurs règne dans tout l'axe de *l'ellipse intérieure*, tandis que le centre du *nuage* cutané n'occupe que le milieu. On devrait donc pouvoir en distinguer au moins le renflement, qui ne se montre nulle part.

La *corde* n'est sensible que lorsque *l'axe de l'ellipse intérieure* s'est éclairci ; alors, au bout de quelques instans de contemplation, on distingue bien nettement les *courbes isolées*, en regard respectif par leurs convexités : la formation de cette corde est donc postérieure à celle des courbes par la concentration des globules.

Si à cette même époque, ou à une autre plus avancée, la pièce étant sur le porte-objet du microscope, ou éraille avec deux aiguilles très fines, les deux côtés de la masse cutanée, avec le soin seulement d'implanter les instrumens en dedans de la convexité par laquelle les courbes se regardent, on voit la totalité de ce que circonscrit *l'ellipse intérieure*, se séparer nettement en deux moitiés, selon une déchirure régulière qui suit exactement l'axe de l'ellipse, qui passe précisément par la corde dorsale.

mais qui ne s'étend pas au-delà des limites de cette dernière, et cette déchirure faite, il ne reste plus aucune trace de la *corde dorsale.*

En suivant les progrès de l'évolution pour donner une attention particulière à cet objet, on voit que l'aspect du lieu où la *corde dorsale* s'est montrée varie beaucoup : on voit s'y former diverses sutures évidentes au canal vertébral, à la peau, etc. Chacune de ces sutures présente le même aspect que la corde dorsale elle-même.

Dans le losange par lequel tout ce premier appareil se termine vers la queue, à une époque plus avancée, et lorsque les formes sont plus distinctes, il est bien évident que la ligne noire moyenne est le point d'union, de suture, de deux lames larges, étalées, qui ne sont finies que par leurs bords de contact mutuel, et qui sont encore vagues comme un nuage dans les bords opposés.

Quant à l'opinion de MM. Prévost et Dumas, nous ne croyons pas nécessaire de la réfuter plus sérieusement; là où l'œil de l'observateur peut suivre la formation successive de toutes les parties, lorsqu'il peut en voir les élémens pris dans leur source et conduits chacun à sa destination, il est impossible d'admettre cette préexistence et cette introduction d'un être fait.

Il nous semble impossible de ne pas reconnaitre que la

corde dorsale n'est qu'un jeu de la lumière, comme on en voit un grand nombre d'autres dans l'observation des faits du même ordre, notamment dans les parois des vaisseaux, dans les contours des masses latérales des vertèbres, dans les parois du cœur, etc.; ces objets se dessinent aussi comme des lignes noires et correctes, au milieu ou sur les contours des corps plus vivement éclairés, à la faveur de leur transparence.

Nous n'en saurions douter, les *bandes continues* dans lesquelles se transforment successivement les courbes formées par la concentration sensible des globules, des deux côtés de l'axe de l'*ellipse*, sont le rudiment de la moelle épinière ou *nerf spino-cérébal*. La chose a été contestée par des écrivains très graves, particulièrement par *Baer*, qui les appelle *plaques dorsales*, qui les considère comme le rudiment de toute la région postérieure du tronc, et qui pense en même temps qu'à cette époque, et bien plus tard, l'épine et la tête ne contiennent ni moelle spinale ni cerveau, mais seulement de la sérosité renfermée dans un sac ou ampoule membraneuse.

Nous ne doutons nullement que si cet habile observateur avait pu voir les mêmes objets, il n'eût embrassé une opinion différente; malheureusement la période antérieure à l'achèvement de ses *plaques dorsales*, lui a complètement échappé. S'il eût pu contempler les choses

en cet état de mobilité, de concentration et d'arrangement préparatoire des globules, il eût prêté une plus
grande attention à un autre phénomène qu'il a indiqué
avec sa sagacité et son exactitude ordinaires, et qui renferme l'un des plus grands argumens contre l'opinion
qu'il a embrassée. Il remarque très judicieusement que :
« les masses latérales des vertèbres semblent naître d'abord
» au milieu des plaques dorsales, qu'elles en sont au moins
» comme recouvertes ou débordées, et que peu à peu
» elles se trouvent les embrasser. » Comment ces corps
peuvent-ils se trouver au milieu de l'étui spinal, après
avoir été pour ainsi dire confondus sur *leurs côtés* avec les
rudimens latéraux des vertèbres, s'ils étaient autre chose
que ce que l'étui spinal est destiné à protéger ? Ces *bandes
continues* (faisceaux de la moelle épinière), étaient étalées lorsque les rudimens des vertèbres ont paru de part
et d'autre; elles se sont enroulées, concentrées sur la
ligne médiane et les masses latérales des vertèbres ont été
mises à nu.

Ces mêmes *bandes* résultantes de la réunion et du redressement des courbes précédentes, et que nous suivons
des yeux jusque dans l'intérieur de l'étui spinal, que nous
voyons renfermer dans cet abri protecteur et si promptement ébauché, il nous est arrivé très souvent dans les
dissections que nous en avons faites, de les rompre ou de

les couper à dessein, avec la masse de peau dans l'épaisseur de la queue, elles se sont développées, et nous pouvons attester que nous n'y avons jamais vu de cavité,
que nous n'y avons jamais rencontré de liquide. Une
masse solide, membraniforme, bien manifestement ren-
flée au point des deux bandes, voilà ce que nous avons
pu y observer bien nettement; mais nous n'avons pu y
rien voir de plus, quoique rien n'y fût confus; et puisqu'il
est très possible d'y distinguer les globules qui forment
ces corps, il serait bien plus aisé d'y distinguer une cavité
et un fluide. Dans la portion de ces mêmes *bandes* qui
répond à l'encéphale, nous avons très nettement distin-
gué la forme élargie, le contact d'un point central où se
fait une commissure, l'enroulement qui commence, la
suture procédant de devant en arrière; mais ce n'est qu'à
cette dernière époque, sur laquelle nous avons besoin de
revenir dans une autre occasion, que l'on voit une cavité
et un liquide. Nous avons même pu y reconnaître deux
fois les conditions du *spina-bisida*, l'*hydro-rachis* (fig. 11
bis et 18), sans que pour cela les faisceaux médullo-
spinaux fussent moins distincts. Auparavant, et surtout
lorsque les deux lames qui s'écartent forment le bec d'aiguière, elles sont solides et ne renferment certainement
aucune cavité. Il est donc bien démontré pour nous, que
les *bandes continues* et parallèles résultant de l'union des

courbes, de leur redressement sur les côtés de la ligne claire et axuelle de l'*ellipse intérieure*, sont véritablement les deux élémens de la moelle épinière. Ce que nous allons ajouter ne peut accroître la force de notre conviction, mais pourra servir à entraîner celle des autres.

On peut à volonté, en détachant du sac vitellaire la pseudo-membrane dans laquelle se développe l'embryon, varier son aspect et la considérer ainsi, par la region antérieure ou par la postérieure, suivant qu'on la place sur le porte-objet, la face profonde ou la face superficielle en dessus. Or, dans la région de l'épine, quel que soit l'aspect de l'embryon, si les deux faisceaux de la moelle épinière sont assez formés, on voit une suture moyenne des deux faisceaux, et des bords étalés qui commencent à s'enrouler supérieurement; qui s'inclinent réciproquement vers le dos; qui sont même déjà réunis par une autre suture superficielle, dans cette même région, quand les choses sont assez avancées. Comme l'on voit les mêmes choses devant et derrière, seulement un peu plus hâtives dans la face antérieure que dans la postérieure, il faut conclure que les faisceaux de la moelle épinière s'unissent entre eux dans la ligne médiane, c'est-à-dire, par le point de contact qui résulte de la forme cylindrique de leurs régions réciproques; et qu'il se fait ensuite une nouvelle suture en devant et en arrière, entre les bords inclinés de l'une et de l'autre région, qui viennent ainsi recouvrir le point d'union médian. Cette marche dans le développement paraît assez conforme à ce que l'on peut saisir des formes de la moelle épinière complète.

Revenons maintenant sur le développement du cœur, surtout de ses premiers linéamens, dont la formation n'a été saisie jusqu'ici par aucun observateur, et sans la connaissance de laquelle il est impossible de concevoir l'évolution des vaisseaux, l'ordre de leur distribution et les rapports qu'ils gardent entre eux et avec tous les organes.

Nous avons long-temps été dans la croyance qu'un nuage qui se montre sur l'un ou l'autre côté de l'embryon, le plus souvent du côté droit, avant que le cœur ne paraisse, indiquait la masse de globules mobiles qui constituait la première accumulation du sang blanc; et comme peu de temps après, dans ce même lieu, nous voyons paraître le relief latéral et trasparent formé par le cœur, avec les battemens qui le distinguent, il était naturel de conclure que les plus superficiels de ces globules agglomérés se condensant, formaient les parois du vaisseau dans lequel consiste alors tout l'organe. Cette même opinion a paru vraisemblable à *Baer*. Cependant ses prévisions sur ce point avaient été déçues, et l'habile observateur sentait qu'il était probable qu'il n'avait pas tout

vu ; aussi, après avoir exposé ce qu'il lui en semblait, re-
commandait-il ce sujet de recherches aux physiologistes.
Long-temps avant de connaître les doutes d'un homme
autant fait pour pressentir la vérité, nous avions aussi
les nôtres, et nous n'avions noté que comme remarques
provisoires, l'expression des apparences. L'apparition
soudaine d'un cœur tout fait, quelque simple qu'il fût,
était une dissonnance qui nous choquait; tandis que nous
avions pu, jusque-là, suivre des yeux l'arrangement méthodique des globules pour former les élémens des autres
parties.

La principale cause de notre erreur, et sûrement aussi
de celle de tant d'habiles observateurs qui ont examiné
ces objets sans pouvoir les comprendre, est dans ce qu'il
est naturel de les placer sur le porte-objet du microscope
tels qu'ils se présentent dans l'œuf : or, l'embryon s'y
développe constamment le dos en dessus et la face en dessous. La transparence des objets qui permet de tout distinguer d'abord, quel que soit l'aspect, a trop fait perdre
de vue cette circonstance. Cependant, à l'époque où le
cœur se montre, le corps a déjà perdu une partie de cette
lucidité et l'œil n'a pas pu suivre l'ordre des phénomènes.
On voit un vaisseau se détacher du corps par un côté,
faire saillie par l'effet de sa courbure; il bat ostensible-
ment sous les yeux de l'observateur, et la curiosité de ces

mouvemens, les longs intervalles qui les séparent, la lucidité parfaite du cœur et du sang qu'il renferme, la ténuité de ses parois que l'on ne distingue que comme une très légère pénombre, absorbent tellement l'attention, que l'on ne s'aperçoit pas, que l'on ne voit qu'une partie de la largeur du vaisseau battant, et que l'on ne peut rien savoir ni sur la paroi que l'on ne voit pas, ni sur les deux extrémités. En plaçant l'embryon sur le dos de manière à contempler sa région intérieure, on peut faire des observations plus complètes. En observant toujours sous cet aspect, aussitôt que le renversement de la peau qui doit former le capuchon céphalique commence, on distingue dans le bord libre de ce repli, même lorsqu'il est encore suspendu au-dessus de la tête, un double trait qui, marchant parallèlement donne l'idée d'un *ourlet* pratiqué sur ce bord. Ces deux traits parallèles ne s'effacent plus ; on les voit désormais fort aisément parce qu'ils deviennent à chaque instant plus apparens ; lorsque le capuchon est descendu au-dessous de la tête, ils dessinent le ceintre dont ils présentent la figure ; c'est le supérieur de ces deux traits, dont la partie moyenne s'élève, s'ouvre, se prolonge, se montre bientôt surmonté de la figure d'une quille courte et grosse, laquelle est déjà le vaisseau droit qui commence le cœur (fig. 19). Les contours latéraux de ce vaisseau se déjettent peu à

17

peu vers la droite de l'embryon, et sous cet aspect à la
gauche de l'observateur (fig. 20) : on voit aisément que
c'est parce qu'il s'allonge et qu'il n'est pas libre d'étendre
ou de déplacer ses extrémités; l'inférieure est née du vaisseau ceintré qui fait corps avec le bord du capuchon; la
supérieure est arrêtée sous la tête, où les courans du sang
la conduisent nécessairement, parce qu'ils sont engagés
dans l'épaisseur de la masse muciforme qui compose le
capuchon.

Ces faits nous auraient échappé moins aisément, si
d'autres antérieurs et très remarquables, avaient obtenu
de notre part l'attention qu'ils méritaient : la forme d'ellipse des deux aires dans lesquelles le travail d'organisation s'accomplit; la disposition par laquelle l'extérieure
des deux ellipses a un périgée et un apogée, par rapport
à l'autre ; l'union véritable des deux ellipses dans leurs
extrémités correspondantes, ne nous avaient pas assez
frappés. Sans rechercher d'abord la cause de cette disposition singulière, sa constance devait la rendre bien remarquable : l'accomplissement de ces figures géométriques régulières, avant l'apparition du cœur, et dès après
la formation de ce que nous croyons que l'on peut regar-
der comme l'appareil cérébro-spinal, était en effet un
phénomène très digne d'attention. L'apparition d'une
brèche au même point, dans les deux ellipses, précisé-

ment au moment où le capuchon céphalique s'enroule, n'était pas moins remarquable. Ces deux faits nous ont donné la clé de tout, dès que nous avons pu saisir leur liaison.

Ainsi d'abord, formation d'un tapis pseudo-membraneux uniforme à la surface du jaune délayé; puis, successivement absorption par les cellules de ce tapis, des globules du jaune; accumulation vers le centre d'une figure circulaire, et au-delà de la limite de cette même figure, des globules absorbés; arrangement des premiers sur deux lignes parallèles et aussitôt allongement elliptique du cercle central et du cercle extérieur; extension bien plus grande de l'ellipse extérieure; confusion des deux lignes dans une extrémité des deux ellipses, toujours celle qui doit correspondre à la tête de l'embryon; préparation d'un vaisseau continu dans l'ellipse extérieure; division préparée dans tout le contour de l'ellipse intérieure, mais anticipant sur l'extérieure dans le point qui leur est commun à l'extrémité céphalique; entraînement du segment correspondant du canal préparé dans l'ellipse extérieure, lequel est transporté de la sorte au niveau du cou, tout en conservant sa continuité avec le reste du même canal; telle est la marche par laquelle l'appareil nerveux se forme, le sang se prépare et le cœur se développe pour le mouvoir. La formation des deux ellipses, leur connivence dans un point est donc la clé de tout : sans l'appréciation de ces phénomènes, il serait impossible de concevoir la formation du cœur, et la liaison constante de tout l'appareil vasculaire intérieur, propre à l'embryon, avec l'appareil vasculaire qui se développe ensuite au-dehors dans le tapis (*area vasculosa*).

Ce fait anatomique de la formation du cœur par un segment d'un canal étranger, plus il est nouveau, insolite, important, plus il mérite d'être vérifié. Nous l'avons senti, et nous avons réitéré nos observations de manière à ne nous laisser aucun doute. Nous avons même retrouvé dans tous nos desseins du capuchon céphalique faits auparavant et sans en avoir compris l'importance, mais dans lesquels, comme dans tous les autres, nous avions copié scrupuleusement ce que nous avions vu, nous avons retrouvé, disons-nous, l'indication la plus formelle de ce *canal ceintré* dans le bord libre et antérieur du capuchon, aussi bien que la liaison de ses extrémités avec le *sinus terminal*. Sur ce dernier point quelques-uns de nos desseins antérieurs étaient bien démonstratifs. Le segment manquait au *sinus terminal*; l'espace vacant répondait précisément à l'étendue du *vaisseau ceintré*; aux extrémités de la lacune, une pénombre rentrante se dirigeait vers les extrémités du bord libre du capuchon et lui formait des espèces de *barbes* ou de *tentacules*. Nous entendîmes parfaitement alors seulement ces dessins, dans lesquels nous avions rendu avec toute la vérité possible, ce que nous avions regardé auparavant comme une difformité. Mais dans d'autres, nous n'avions pu saisir ce rapport : il avait échappé à notre attention, et de nouvelles observations nous donnèrent à comprendre que la cause qui nous avait dissimulé la vérité, était le passage de la suite du sinus terminal ainsi déplacé, sur le champ translucide (*area lucida*); mais avec de l'attention on parvient à suivre ses traces, malgré la transparence des parois de ce vaisseau imparfait, celle du sang qu'il contient, et celle de l'aire qu'il traverse. Au reste , nous ne saurions trop recommander aux observateurs patiens et curieux de constater un fait aussi important, d'y apporter toute leur attention : ils contempleront dans ce phénomène et dans tous ceux qui en sont les conséquences, le spectacle le plus digne d'un esprit fait pour l'admiration de la nature.

C'est le moment de remarquer que, en se trouvant ainsi logé dans l'épaisseur des parois antérieures du capuchon céphalique, c'est-à-dire de la gaine qui se trouve le rudiment des parois de la poitrine, le sang dont les mouvemens marquent la trace des vaisseaux, ne peut se frayer de route que dans l'épaisseur de ces mêmes parois jusque sous la tête; et si, pour une raison quelconque, celle-ci et la colonne épinière se trouvent imperméables, du moins pour sa masse totale, ce fluide ne peut manquer de cheminer sous l'une et devant l'autre, à cause de la perméabilité comparativement plus grande de la masse uniforme dans laquelle il est contraint de se mouvoir. De meilleures raisons, sans doute, règlent sa marche d'une manière encore plus exacte, puisqu'il s'agit de régler la vascularité des viscères, où les anomalies sont presque toutes très graves; mais il est évident que sans le rapport primitif que nous signalons ici les premiers, il serait impossible de concevoir la formation du cœur dans le tronc, d'où il paraît sortir d'abord, pour y rentrer ensuite lorsque les divers contours qui doivent le former sont terminés. On entend, au contraire, très bien la formation du péricarde autour de ces nœuds multipliés, quand on sait que le cœur était plongé et battait au milieu d'une masse mucide éminemment propre à passer à l'état de cellulosité, trame dont toutes les membranes séreuses sont faites; tandis que dans la couche superficielle de cette même masse muniforme, se développent ensuite les côtes, les muscles, les parois du thorax dans lequel le cœur se trouve enfin renfermé, après avoir eu l'apparence de se former au-dehors de cette même cavité.

Si tout ce que nous venons d'exposer est fondé, comme

nous en avons la conviction, sur des faits bien vus, il est indubitable que la masse contenue dans le sac vitellaire est toute formée de molécules nerveuses et de globules de sang imparfait; que les cellules de la pseudo-membrane ne sont destinées qu'à l'absorption des uns et des autres, dont l'arrangement est soumis à des lois que nous rechercherons bientôt; mais nous pouvons dire d'ors et déjà, que l'attraction naturelle des molécules similaires paraît propre à les rassembler. La pseudo-membrane est un appareil trop simple pour pouvoir admettre en lui des propriétés d'un ordre plus élevé. Il est rationel de penser que la provision de matière nutritive dont l'ovule est pourvu d'abord et dont la constance témoigne assez l'importance, doit être formée des matières dont l'arrangement méthodique dès le premier moment, démontre la vérité. Rien n'a pu agir encore, si ce n'est le calorique, sur le contenu du vitellus : son sac est une membrane isolée; la pseudo-membrane est encore presque diffluante, et déjà les molécules nerveuses apparaissent; elles s'arrangent dans un ordre constant, elles exercent même, probablement, une influence notable et importante sur les parties environnantes, ce qui annonce une formation entière des conditions chimiques complètes; par conséquent il est difficile de ne pas admettre qu'elles étaient ainsi, ou à peu près dans le sac vitellaire.

De même les premiers globules disposés dans le tapis,
tracent la forme du sinus terminal, c'est-à-dire la digue
en dedans de laquelle les autres globules formeront un
courant elliptique ; et, dans la périphérie de ce courant,
les parois du vaisseau qui le contiendra. Cette formation
rapide par des globules que l'on voit pour ainsi dire pénétrer dans la pseudo-membrane, dont on observe réellement les mouvemens dans le tissu de cette première
trame, ne permet guère d'admettre, au moins dans les
premiers momens, une élaboration exercée sur ces globules par les objets qui les ont précédés. C'est donc du
sang blanc que la pseudo-membrane a absorbé à la surface de la masse vitellaire ; les globules en étaient donc
tout faits dans la masse du vitellus. Eh ! n'est-ce pas du
sang blanc aussi dont les globules condensés, unis, ont
formé la trame celluleuse de la pseudo-membrane elle-
même, véritable rudiment de la peau dans l'ellipse intérieure ? Le calorique aurait donc seul aggloméré, à la
surface interne du vitellus, les globules de sang blanc,
suffisamment préparés et rendus mobiles par la dilution ;
la même cause aurait donc fait pénétrer d'autres globules dans la cellulosité de la trame formée par la condensation des premiers. Les derniers introduits conservant leur mobilité, y sont disposés à obéir aux impulsions
qu'ils y recevront pour les dispositions ultérieures. N'est-ce

pas aussi du sang blanc dont le cœur se trouve chargé aussitôt que l'on peut le distinguer? Les vaisseaux de la gerbe, les premiers que l'on puisse distinguer après le cœur, ne sont-ils pas aussi remplis de sang blanc? et si l'on ne peut indiquer aucune différence entre celui que l'on peut reconnaître globule à globule dès le premier phénomène de formation et celui dont on voit les mouvemens en masse, à des époques plus avancées, ne peut-on pas admettre avec de grandes probabilités qu'il est le même, qu'il vient des mêmes sources, qu'à cet égard au moins, l'embryon est encore passif, et que son influence sur la mixtion chimique du sang commence sensiblement avec la coloration en rouge de celui-ci? C'est à la chimie à résoudre complètement le nœud de ce problème : quelle est la véritable nature de la masse du vitellus? Mais en attendant, l'ensemble des phénomènes de l'évolution la signalent comme un mélange de proportions fort inégales peut-être, de molécules nerveuses et de globules de sang blanc, ou des élémens de l'une et de l'autre espèce de sang, dont la mutation ne tiendrait qu'à quelque condition légère.

Il est très digne de remarque également, que dans les premiers momens de ces formations rudimentaires, ou des grossissemens ordinaires, peuvent faire voir les globules et leurs mouvemens, on ne peut distinguer aucune trace de vaisseaux. Il est plus clair que le jour que les globules pénètrent par imbibition dans les cellules de la pseudo-membrane et qu'ils cheminent de cellule en cellule, pour obéir aux forces qui les font mouvoir jusqu'à ce qu'ils soient agglomérés en masses plus ou moins volumineuses : en cet état, les uns, destinés à former des organes solides, la moelle épinière, les vertèbres, etc., se condensent, s'unissent et se fixent; les autres destinés à former des courans, se meuvent dans des directions à peu près déterminées, suivant des lois que nous indiquerons; mais on ne voit rien d'avance dans le chemin qu'ils vont tracer; on n'y distingue qu'après coup, et même long-temps après, de véritables parois de vaisseaux. Les courans de globules, c'est-à-dire le sang blanc, chemine donc sans vaisseaux! La chose est certainement bien incontestable dans le rudiment de la peau, dans le champ translucide, dans le cœur, dans le tapis (orca vasculosa). Il y a plus même; non-seulement les courans du sang blanc se frayent des chemins non tracés dans l'épaisseur de la trame muciforme de la peau et dans la cellulosité pseudo-membraneuse du tapis (orca vasculosa); mais encore on peut observer la formation consécutive des vaisseaux, on peut voir la condensation et la fixation progressive d'une partie des globules roulant avec le courant (fig. 29 et 30); on peut

voir ces globules s'arranger, constituer des parois incom-
plètes, découpées en dentelle, formant des compartimens
admirables par la pression que le courant exerce sur eux,
et cette intéressante construction se poursuivre pendant
la durée de l'observation. Il ne faut donc pas chercher,
du moins alors, dans les vaisseaux ou le cœur, la raison
des mouvemens du sang : ces organes n'existent pas encore et le sang se meut; il trace lui-même, suivant des
lois invariables, la distribution des vaisseaux qui la trans-
porteront plus tard. Il est impossible de ne pas emporter
cette conviction profonde de quelques observations attentives faites à l'époque dont nous parlons. Nous avions
senti toute l'importance de ce point dans l'histoire de
l'évolution, nous avons multiplié nos recherches, et nous
pouvons assurer qu'elles ne nous ont pas laissé le moindre
doute.

Cette observation de la naissance des vaisseaux par le
cheminement préliminaire du sang et la condensation
consécutive de ses globules pour former les parois,
a obtenu d'autant plus de soin et d'attention de notre
part, qu'un observateur des plus graves et dont les travaux sont bien faits pour inspirer le respect, le docteur
Serres, a cru que l'artère aorte se formait par des parois
latérales isolées qui s'unissaient ensuite par une sorte de
suture dans la paroi saillante. Il n'a pas moins fallu que

toute la force des faits pour nous convaincre que l'habile
observateur que nous venons de citer s'était trompé ; et
la source de son erreur est, sans doute, dans ce qu'il n'a
pas pu observer pendant la période de l'embryon où il ne
circule que du sang blanc : il aurait constaté aisément
alors, que le vaisseau unique qui tient lieu du cœur et
l'aorte qui n'en est que la suite, forment un cylindre
complet ; à une époque moins avancée encore, il aurait
vu que, lorsque le segment céphalique du *sinus terminal*
est entraîné par le déplacement du capuchon vers le cou,
pour former le vaisseau ceintré, racines inférieures du
cœur, il est déjà un vaisseau complet ; il aurait vu aussi
pendant la formation du capuchon, les vaisseaux de la
gerbe qui ne consistent encore que dans des alignemens
de globules, lesquels ne sont même pas tous continus et
sans interruption, se présenter sous forme de larmes, ou
petits lacs, ne présentant que plus tard un réseau à mailles
losangoïdes et de véritables parois. Mais il faut convenir
que, après que le sang rouge a pénétré jusque dans l'appareil vasculaire de l'abdomen, il est difficile de bien
juger. C'est en observant à cette dernière époque, que
des observateurs aussi habiles que Pander, Baer, Wolf,
et autres, n'ont pu déterminer d'une manière précise le
nombre de branches dans lesquelles se divise le vaisseau
qui constitue le cœur au moment de son inflexion sous la

tête ; ils ont parlé de trois, de quatre branches, et leurs dessins ne sont pas plus clairs que leurs descriptions : c'est qu'alors le nombre de vaisseaux que l'on voit ou que l'on croit voir dans la même région, la demi-transparence des parties, jettent beaucoup d'incertitude sur la véritable image des objets que l'on observe. Les mêmes motifs rendent difficiles de bonnes observations touchant l'état des vaisseaux du thorax et de l'abdomen : il faut avoir assisté à la formation des vaisseaux, l'un après l'autre, dans un temps où cette structure est plus simple, pour se rendre un compte exact de tout ce que l'on voit, et pour éviter des erreurs dans lesquelles nous sommes tombés long-temps nous-mêmes. Nous ne pouvons douter d'après le témoignage de nos sens et un grand nombre d'observations attentives, que la formation de l'artère aorte, dans le thorax et dans l'abdomen, et de ses branches iliaques, est le résultat d'une injection du sang blanc dans l'épaisseur de la région antérieure de la masse cutanée qui forme la paroi postérieure du tronc, au-devant de la moelle épinière, et que les parois du canal destiné à contenir ces courans une fois lancés, sont de formation consécutive.

Ces circonstances ne sont pas les seules où l'on peut acquérir par l'observation attentive, la certitude de la formation des voies du sang par son mouvement, et celle des vaisseaux consécutivement et à la fois, sur le contour des courans sanguins à revêtir.

La région caudale du tapis (orea vasculosa), celle où il existe le moins de vaisseaux blancs, se fait remarquer par la multitude d'îles, de lacs de sang rouge qui s'y montrent d'abord : ces points colorés y font l'effet d'un *sablé très pressé*. Le microscope ne peut montrer aucune liaison entre ces masses isolées de sang rouge ; il n'y a pas non plus de vaisseaux. Cependant ces masses se multiplient, s'accroissent, s'unissent, elles forment des figures d'arbuscules ; le sang s'y meut ; il s'achemine vers le sinus terminal, ou bien et principalement, dans l'axe de l'embryon jusqu'au cœur ; et partout les parois des vaisseaux ne paraissent qu'après coup et se font sous la forme cylindrique.

Tandis que les capuchons céphalique et caudal ont enveloppé les extrémités respectives du corps de l'embryon, tandis que la partie moyenne de la *peau* tient encore à droite et à gauche au tapis (orea vasculosa), on sait qu'une branche née de l'aorte, de chaque côté, se jette sous un angle droit par rapport à l'axe de l'embryon dans le tapis, et s'y ramifie en y formant des courbes ascendantes et descendantes. Cette vascularité se prononce tandis qu'il ne circule encore que du sang blanc ; mais elle est évidemment le résultat d'une injection exercée par le cœur et dirigée par une autre cause. La colonne du liquide a été poussée dans la continuité de la peau jusqu'au tapis, comme elle a été poussée auparavant dans la même substance, sous la tête et devant les vertèbres; mais des vaisseaux et leur parois se sont montrés ensuite, et leur formation s'est accomplie dans le cylindre tout entier et simultanément dans tout le contour.

Lorsqu'après l'établissement de la circulation à sang rouge dans ces mêmes vaisseaux artériels, on voit naître et se former un nouveau système veineux entièrement parallèle à ce même appareil artériel, c'est aussi par des îles, des larmes, de véritables lacs de sang rouge que la chose commence; ils s'unissent et forment des courans continus, parallèles, mais opposés par la direction aux vaisseaux artériels; mais les parois vasculaires se forment après et aussi dans tout le contour de chaque cylindre. Nulle part on ne peut constater cette formation des parois d'un artère par des moitiés qui s'inclinent, qui s'enroulent et qui s'unissent par une suture médiane. On ne peut pas dire que les artères se forment autrement dans le tapis que dans le corps de l'embryon : celui-ci est ouvert; il est transparent; les principales parties de son appareil vasculaire se forment hors du corps; les autres peuvent bien êtres observées à la faveur de l'ouverture antérieure; on peut même attirer au dehors toutes les parties de cet appareil pour le bien examiner; et jamais à aucune époque, nous n'avons vu ni pu soupçonner que l'artère aorte ait un mode particulier de développement. Il se présume d'ailleurs que la loi est la même, et l'observation le démontre.

Il nous reste encore quelques mots à dire touchant la formation des aureillettes et des ventricules, et sur la disposition des vaisseaux qui naissent du cœur.

Entre tous les observateurs qui se sont occupés de cet objet, Baer est celui qui a le mieux vu les inflexions du vaisseau qui constitue le cœur; cependant dans le dessin de l'embryon d'un cochon où il les a exprimés, on remarque une erreur grave qui est répétée dans le texte, et qui n'est par conséquent pas du fait de l'artiste; d'ailleurs l'auteur a fait les dessins lui-même, avantage bien précieux dans des travaux de cette espèce. Les premiers contours du vaisseau y sont représentés enroulés ou bouclés de la gauche à la droite, tandis qu'ils sont indubitablement dirigés de la droite à la gauche. Ce fait est difficile à bien apprécier, parce que la transparence des parois fait voir le courant des globules dans les deux contours à la fois et presque avec le même éclat de lumière : il faut répéter souvent l'observation, la répéter sur les degrés divers de la formation de ce nœud; placer, pour bien voir chacun de ces degrés, l'embryon tantôt d'un côté, tantôt

de l'autre ; finir toujours par érailler et dérouler le nœud
et même par le rompre ou le couper. En l'éraillant il se
déroule en partie, ou distend visiblement la cellulosité
qui constitue le péricarde, et qui restitue le nœud au
moment où la violence cesse ; ainsi on voit faire et défaire
le nœud ; et les plis que forme la cellulosité transparente,
font mieux distinguer les parties de dessus et celles de
dessous. En le déchirant ou le coupant, l'aspect des cavités et des bords des parois donnent des idées exactes de
la véritable disposition des choses.

Si l'on a bien suivi ce que nous avons exposé précédemment sur le mécanisme de la formation des quatre
cavités, par les divers contours d'un vaisseau unique, on
sentira aisément qu'il est impossible que ce que nous appelons la boucle, n'ait pas lieu par les contours dirigés
comme nous les avons vus, c'est-à-dire de la droite à la
gauche : sans cette disposition, les veines caves s'ouvri-
raient dans l'aureillette gauche et non dans la droite, et
les veines pulmonaires se trouveraient dans cette dernière ; tout comme le premier pli de l'angle antérieur du
vaisseau, qui prépare les ventricules, doit former le ventricule gauche, et le second correspondre au droit, sans
quoi il y aurait transposition des artères aorte et pulmonaire. C'est ainsi que l'on peut concevoir la formation
d'un pareil renversement, qui a été observé, en effet,

même sur l'homme, et dont on peut citer aujourd'hui plusieurs exemples.

Dans tous les ouvrages on a décrit et dépeint les dispositions de ce même vaisseau après les contours qui préparent le cœur d'une manière inexacte : on a représenté le plus souvent un réseau à trois ou quatre mailles, formé par autant de branches qui naîtraient du vaisseau dans ses premiers contours *hypo-céphaliques*, et qui se réuniraient ensuite pour former le tronc *pré-vertébral*. C'est une erreur que la coloration des vaisseaux par le sang rouge a pu seule inspirer. Examiné lorsqu'il ne porte encore que du sang blanc et à des époques plus ou moins avancées, ce vaisseau est trouvé constamment, même avant la formation des contours préparatoires du cœur, divisé en deux branches, lesquelles sont d'abord accolées, unies et marchent parallèlement à côté l'une de l'autre : bientôt la longueur de l'une l'emporte sur celle de l'autre et la porte plus haut; alors il se fait un éraillement entre elles, une sorte de boutonnière qui s'accroît beaucoup, mais qui demeure toujours remplie par une cellulosité, quelque transparent que soit cet espace. Ce dernier finit par un angle très aigu qui marque la réunion des deux branches devant les vertèbres cervicales, immédiatement après les contours de l'ensemble, au-dessous de la tête, et lorsque le vaisseau est devenu parallèle à l'axe, c'est-

à-dire à l'épine. Tant que les vaisseaux demeurent transparens, voilà tout ce que l'on distingue. Lorsque le sang
rouge pénètre partout, on observe dans la branche supérieure la naissance de deux rameaux, et plus tard d'un
plus grand nombre, qui se dirigent vers la tête; et dans
l'inférieure, la naissance de ceux qui sont destinés pour
les branchies et de ceux qui se rendent aux poumons:
mais les branches principales n'en demeurent pas moins
distinctes et invariablement au nombre de deux : et l'on
comprend bien qu'il n'en saurait être autrement; à moins
d'anomalies qui ne peuvent être que fort rares sur ce
point, dont nous ne connaissons pas d'exemples, et qui
nous paraissent même impossibles, d'après les idées pro-
bables touchant les causes de ces formations, telles que
nous les exposerons plus bas.

THÉORIE

DE LA GÉNÉRATION.

Les faits physiques les plus curieux, les plus piquans,
ne servent à l'agrandissement de la science qu'autant
qu'ils peuvent être fécondés par des idées générales : jusque-là ils méritent d'être constatés, mais ils ne sont
conservés que comme des matériaux pour l'avenir, dont
on ne peut prévoir l'utilité. Ceux que nous avons exposés
jusqu'ici, nous paraissent mériter un grand intérêt, surtout par les rapports que nous leur croyons avec d'autres
faits mieux connus, et avec les théories qui en ont été
déduites.

Une masse définie de matière animale est destinée à
reproduire un individu semblable à celui dont elle pro-

vient : les mutations par lesquelles elle doit passer nécessitent une série de mouvemens; ces mouvemens s'accomplissent dans un ordre successif et régulier; les résultats de chaque série sont identiques; partout il faut une force, un moteur. Dans cette recherche importante, quel est le physicien dont l'attention ne sera pas reportée vers cet agent qui fait apparaître le calorique et la lumière dans des circonstances si différentes de celles de nos foyers; vers celui qui fait confier à une aiguille légère et fragile la destinée des navigateurs, et qui a si souvent, de la sorte, changé la face du monde; vers celui qui a si singulièrement accru les forces de la chimie et la mise en possession de connaître les atomes, de les compter, de contempler leurs propriétés et d'agir sciemment sur eux? Cette pensée paraîtra d'autant plus séduisante que les probabilités tendent de jour en jour à faire croire que telle est la clé des combinaisons chimiques, comme celle des phénomènes astronomiques.

L'admirable simplicité des lois de la nature que l'esprit de l'homme est parvenu à connaître, est bien propre à le porter à chercher la vérité dans les applications variées de lois déjà connues, plutôt que dans la démonstration des lois différentes : la prévention contraire a causé bien des erreurs, et singulièrement retardé les progrès, particulièrement des sciences physiologiques. Cependant nous ne sommes pas partis de cette idée préconçue : nous nous sommes livrés à l'influence des faits : nous en avons suivi docilement la marche; et si nous sommes prêts à conclure, c'est par l'effet de la conviction qu'ils nous ont inspirée.

Quiconque aura contemplé les courbes opaques en arc de cercle, se correspondant par leurs convexités, s'unissant entre elles par leurs extrémités, tendant à former deux lignes ou bourrelets parallèles, dans le grand axe du nuage de l'*ellipse intérieure*, mais présentant longtemps encore des ondulations symétriques, ne pourra se défendre de la comparaison de cet objet avec un *aimant prolongé à points conséquens*. En outre de la concentricité des extrémités et des rayons de globules qui y aboutissent réellement avant que les contours y soient bien arrêtés, chaque paire d'ondulations donne alternativement des rayons concentriques et des rayons excentriques, et une ligne moyenne peut être tracée entre ces derniers.

L'expérience qui consiste à couvrir d'un papier, d'un carton, un aimant plus ou moins prolongé et à faire tomber sur le corps intermédiaire de la limaille de fer doux et à la tenir agitée, donne par l'arrangement des parcelles, une ressemblance frappante avec l'aspect anatomique dont il s'agit. On sait que, si le barreau est assez

étendu pour avoir des points conséquens, les parcelles
de fer forment d'abord une gerbe sur chaque extrémité,
qui se divise sensiblement en deux faisceaux par le point
central de l'axe des pôles ; mais en outre, chaque point
conséquent présente les parcelles de fer arrangées en
rayons excentriques, répétant sur chaque point correspondant, les phénomènes de deux pôles contigus. En
prolongeant en courbe les rayons d'un point conséquent
jusqu'au contact de ceux du point conséquent voisin, on
obtient des arcs de cercle se correspondant d'un côté à
l'autre par leur convexité, se confondant entre eux par
leurs extrémités.

Cette image répète si fidèlement celle des arcs de cercle de l'ellipse intérieure de notre champ de travail, qu'il
est vraiment impossible de n'en être pas frappé. Or, si
l'on songe que cette marche est constante, que même,
sans se donner la peine de chercher à voir les arcs isolés,
il est impossible de jeter les yeux sur un embryon de
quarante à soixante heures, sans être occupé des ondulations symétriques que conservent alors les deux faisceaux continus, formés par l'union et le redressement
encore imparfait des arcs primitifs, on se sentira fort
porté à croire qu'une force a rassemblé les globules, con-
fusément entassés d'abord vers le centre du nuage, dans
un ordre méthodique sur la périphérie d'un axe com-

mun ; et que cette force a la plus grande analogie avec celle d'un barreau aimanté à points conséquens.

Quoique l'on ne puisse encore confondre absolument les phénomènes magnétiques et les phénomènes électriques, d'assez grandes analogies ont été saisies, pour que l'on puisse raisonner déjà dans l'hypothèse de leur identité. La tension et les forces électriques sont, comme on le sait, dans une étroite dépendance de l'étendue des surfaces des élémens producteurs de leur nombre et de leur distance : de même, si l'étendue d'un barreau donne lieu à la formation des points conséquens, le changement de forme et de dimensions peut changer aussi les propriétés. Sous ces rapports, les deux ordres de phénomènes paraissent fort analogues, sinon identiques. Or, l'accroissement de la force et du volume du corps nerveux cérébro-spinal, marche de concert avec le redressement des ondulations dans les deux faisceaux composans, et avec la disparition de toute trace des arcs primitifs. Les apparences permettent donc de penser que, après avoir été rassemblées par les forces d'un aimant à points conséquens, les molécules nerveuses forment à leur tour un aimant plus simple, avec deux pôles seulement. Néanmoins, comme nous le ferons remarquer plus loin, ces deux pôles n'ont pas un volume semblable, ni sans doute des forces égales.

Mais où résiderait la force magnétique qui opérerait ainsi l'arrangement des globules, d'abord selon des courbes comme isolées, ensuite en deux faisceaux ondulés symétriquement, et enfin, en un seul corps à deux extrémités inégales, composé de deux faisceaux parallèles?

Ici il faut rappeler ce que l'observation la plus attentive a appris touchant la cicatricule. Il a été constaté par des observations d'une patience admirable, qu'un petit noyau organique, une condensation, s'opère dans un point intérieur de la masse organisable contenue dans le sac vitellaire, partie vraiment essentielle de l'ovule; que ce point condensé, semblable à une petite ampoule, se dégage, surnage, et vient s'appliquer sous un point du sac, lequel se trouve très rapproché de l'équateur ou dans l'équateur même de l'ovule, les chalazes étant prises pour les pôles. Négligeons pour le moment ces rapports remarquables pour nous attacher à la cicatricule elle-même.

C'est ce point dans lequel le travail organisateur doit se faire; c'est lui autour duquel on voit s'organiser la pseudo-membrane où se formera le sang. C'est donc lui qui a besoin des forces créatrices; c'est dans lui et autour de lui qu'elles agissent visiblement; il est le foyer sensible de tous les mouvemens qui s'opèrent; il est la peau de l'embryon, la trame dans laquelle les divers appareils d'organes vont s'édifier, globule à globule. Il est impossible que ce point-là ne soit pas pénétré de forces magnétiques, et l'acte de la copulation est le seul qui puisse les lui transmettre.

Ce serait nous livrer, sans doute, à une digression fort déplacée, que d'exposer ici une théorie hypothétique sur l'acte de la fécondation. Nous réserverons pour un autre temps une analyse raisonnée des instrumens de cette importante fonction; mais nous ne pouvons nous empêcher de faire remarquer que, si l'étude de l'évolution embryonnaire conduit à y reconnaître l'application des lois électro-magnétiques, il sera logique d'admettre qu'il faut que ces forces aient été communiquées; et comme pour vivre il faut que l'embryon en reçoive la faculté des parens, l'influence de ceux-ci serait donc la communication des forces électro-magnétiques.

Quel que soit le mode de communication ou de production de ces forces, toujours est-il qu'elles apparaissent après la fécondation, qu'elles résident dans la cicatricule, qu'elles agissent en elle; qu'elles s'exercent au loin d'elle comme par les rayons de ce foyer; et toute la suite des phénomènes subséquens, étudiés dans la vue de la recherche des causes, indique le même agent soumis aux mêmes lois que dans tout le reste de l'univers.

La cicatricule que l'on peut considérer comme la trame

de la peau de l'embryon, est donc elle-même un aimant ; en d'autres termes, après la fécondation ; elle peut-être considérée comme un corps qui en a toutes les propriétés.

A ce titre, comme à celui de corps spongieux et perméable, elle absorbe les globules libres et délayées dans la masse sous-jacente, et la forme d'abord circulaire de ce corps, donne pour résultat, comme celui d'une attraction simple, l'accumulation centrale des globules absorbés.

Mais incessamment le champ s'allonge, il devient elliptique : alors il y a deux pôles et bientôt des points conséquens ; alors aussi l'attraction plus compliquée éclaircit le point central et la circonférence, pour disposer les globules suivant les rayons des divers foyers d'attraction. Qui peut dire si ces espèces de césures opérées par l'action des pôles et des points conséquens, ne préparent pas ainsi des influences diverses pour la formation des appareils organiques correspondans ? Il est au moins indubitable que les ondulations symétriques qui conservent si long-temps la trace des arcs primitifs, se trouvent former ensuite le cerveau, le cervelet, les renflemens hypo-cervical, lombaire, etc.

Mais des phénomènes antérieurs à ceux que nous venons de prendre pour texte, décèlent également la présence des forces électro-magnétiques et la probabilité de leur communication récente. Nous voulons parler des *halos* que nous avons signalés par leur aspect comparable à celui du mouvement des vagues de la mer sur le rivage.

Sous cette apparence de soulèvement de la matière jaune par un courant de sérosité absorbée et transmise par les chalazes, ces replis formant des courbes concentriques, offrent un état très remarquable et sur lequel nous avons à dessein appelé l'attention : la matière jaune n'y est point diffluente; elle y a pris de la consistance, elle y est disposée presque en membrane, soulevée par de véritables plis, de nombre et de grandeur variables, mais formant des arcs de cercle autour de la cicatricule. Il est d'abord évident qu'un degré déjà très notable d'organisation, de combinaison, s'est accompli, sur les globules du jaune; l'augmentation de densité, le passage prochain à l'état concret ne peuvent pas induire en erreur sur ce point; et démontrent de plus, qu'une impulsion concentrique a soulevé des deux côtés ce commencement de condensation des globules agglomérés. D'où vient cette impulsion?

Il est naturel de porter la vue vers les chalazes, lesquelles comme nous l'avons fait observer, marquent les pôles de l'ovule, tandis que la cicatricule et le champ de travail se placent sur l'équateur par rapport à ces pôles. Il est encore remarquable que, par la disposition respec-

tive des masses du blanc et du jaune, et la légère adhérence du blanc à l'intérieur du petit pôle de la coque, les
chalazes doivent se trouver presque toujours ramenées
vers les deux pôles de l'œuf; lequel, à raison de sa forme,
ne peut guère manquer aussi de présenter son grand axe
parallèlement à l'horizon.

Or, les chalazes exercent une influence mécanique indubitable; et peut-être en exercent-elles une seconde
plus importante encore. Il est pour nous hors de doute
que ces appendices sont la voie de transport de la sérosité
du blanc dans le jaune; sérosité dont la nature n'a nullement été déterminée et qui pourrait bien être du sang
blanc ou quelque chose d'analogue : mais il ne répugne
nullement de les considérer en outre comme propres à
former un arc qui transmettrait un courant électrique à
la cicatricule sur l'équateur de l'ovule. Les appareils vasculaires que les chalazes représentent sont disposés de la
manière la plus avantageuse pour déposer la sérosité dans
le sac du jaune, de manière qu'elle puisse se mêler également à toutes les parties de la matière de ce nom. La
chose se passe bien ainsi dans la suite; mais au commencement il n'en est rien : la sérosité n'arrive que dans la
région du jaune qui répond sous la cicatricule; et la dilution, ou plutôt la combinaison, n'a lieu que dans ce point.
On voit même au soulèvement ondulé de cette substance

qui constitue les arcs de cercle *holonoïdes*, un témoignage certain de la force avec laquelle cet élément nouveau a pénétré. Cette force, cette direction spéciale peuvent-elles être expliquées seulement par l'absorption et l'acheminement vasculaire ? Nous ne le croyons pas ; et l'état progressif de combinaison dans lequel se trouve la matière dans les *halos* est, ce nous semble, un grand argument en notre faveur. Toute combinaison suppose un agent puissant, et ce que l'on observe dans l'état dont il s'agit ici, rappelle trop les belles expériences de décompositions et de nouvelles combinaisons chimiques par l'action de la pile, sur l'amiante formant la communication entre les pôles d'une pile pour qu'il n'y ait pas de grandes analogies. Si elles sont fondées, les élémens de la combinaison nouvelle ont reçu chacun l'influence d'un pôle, et les impulsions contraires, bien constatées aujourd'hui pour tous les cas de cette nature, sont ce qui a soulevé la matière de chaque côté de la cicatricule, et lui ont fait former les plis qui se dessinent en arcs de cercle irréguliers, en nombre très variable de côté et d'autre (1).

(1) L'idée de la formation d'un arc dans la copulation, lequel aboutirait à la cicatricule, nous paraît singulièrement favorisée par les décompositions et les combinaisons nouvelles opérées par la pile, avec transposition des élémens ; cet ordre de phénomènes peut seul aider à

Après ce qui a été exposé de l'arrangement méthodique des globules nerveux, de la très grande analogie de
cet arrangement avec celui des parcelles de fer doux autour d'un aimant et sur les forces électro-magnétiques
qui président sensiblement à cette opération, il paraîtra
difficile de ne pas admettre que l'origine de la communication de ces forces remonte à la date de la fécondation.

La conjonction des parens, l'élévation de température
qui en est la conséquence nécessaire, accompliraient
donc les conditions du contact de deux élémens de pile ;
les parties sexuelles femelles et l'ovule formeraient un
arc qui serait complété et fermé par les chalazes, laissant
entre elles la cicatricule comme le point d'action. C'est
en effet dans ce point que commencent aussitôt et que
vont s'accomplir les plus hautes combinaisons, et les observateurs savent quel agent est seul capable de suffire à
des combinaisons difficiles, et d'une plus haute portée
que celles que nous pouvons accomplir dans nos labora-
toires ordinaires ! Mais revenons à la disposition de toute
la masse nerveuse primitive, sous les formes d'un aimant
simple.

comprendre la ressemblance avec les parens sans possibilité d'introduction du sperme, comme
il arrive dans plusieurs espèces, notamment dans la nôtre. S'il s'agit de la fonction d'une
pile, l'un des élémens du sperme peut-être porté par un pôle sur l'ovule.

En cet état le double faisceau de l'appareil cérébro-spinal a deux pôles distincts et de force bien différente : le *pôle céphalique* est bien plus avancé, bien plus volumineux; le *pôle caudal,* quoique bien dessiné, est encore et pour long-temps, formé de l'agglomération confuse, *nébuliforme,* de globules tendant à l'état concret, mais dont les contours n'ont encore rien de certain. Il ne paraitra nullement étrange que non-seulement ce corps exerce sur tout ce qui l'entoure, une attraction générale: mais encore que la force ou l'énergie de cette même attraction soit beaucoup moindre du côté du *pôle caudal* que du côté du *pôle céphalique.*

Si l'on rappelle en ce moment la description de l'*ellipse extérieure,* de sa forme, de ses rapports avec l'embryon et avec l'*ellipse intérieure,* enfin du mode sensible de sa formation, on y trouvera les conséquences les plus exactes de la propriété dont il s'agit et des modifications du corps qui la possède. L'attraction s'exerce selon tous les rayons des deux foyers; mais plus énergique vers le pôle céphalique, elle y amène jusque près du contact les globules qu'elle fait marcher, tandis que vers le pôle caudal elle opère un déplacement plus lent, quoique très régulier : de là, le périgée et l'apogée de cette ellipse par rapport à l'embryon et à l'*ellipse intérieure,* formée par sa peau.

21

L'expérience des parcelles de fer, séparées par un carton d'un aimant simple, c'est-à-dire à deux pôles, donne pour résultat la formation de rayons concentriques aux deux pôles et une ligne latérale formant la courbe d'union ou la tengentielle des deux foyers : mais d'un côté les rayons sont plus serrés à la surface de l'aimant et plus rares dans le sens opposé; d'un autre côté, le contour extérieur de toute cette figure inscrit également les deux foyers dans la même courbe. Dans les résultats de l'attraction exercée visiblement par le corps aimanté que l'appareil nerveux cérébro-spinal représente, il y a des différences qu'il importe d'étudier.

Notons d'abord cette différence d'intensité des forces attractives que nous avons signalée, différence qui tient à celle du degré d'organisation.

En second lieu, l'attraction ne s'exerce pas sur une quantité définie de matière, comme dans l'expérience que nous venons de rappeler, mais au contraire, sur des quantités indéfinies et toujours croissantes. Le *tapis* (*orea vasculosa*), est un corps spongieux dont tous les points de la surface profonde se pénètrent sans cesse de la matière du jaune ou de son véhicule. Les globules une fois absorbés, sont contraints de marcher selon les rayons de l'un des pôles, pour obéir à l'attraction dont ils sont l'objet; mais les premiers sont remplacés par d'autres et ainsi de suite.

On peut donc se faire l'idée d'autant de courans de globules, partant de la circonférence, qu'il est possible de
placer de globules sur cette circonférence elle-même.
Cependant ces rayons se confondront à mesure qu'ils
marcheront vers le centre, parce que l'espace selon la
circonférence, va décroissant et que le volume des globules demeure le même. Il y aura donc repos, par l'agglomération de certains globules et leur condensation
dans un point déterminé de leur acheminement ; et ce
point variera dans la proportion composée de la sur-
charge des globules, de leur contact, de leur degré d'organisation au point de ce même contact, et de l'énergie
de la force qui les attire. C'est cet entassement qui forme
le bourrelet exprimé par l'*ellipse extérieure*, et confor-
mément à la résultante des termes que nous venons
d'exprimer, l'*ellipse intérieure* est la plus écartée de
l'embryon vis-à-vis le pôle caudal, et elle s'en rapproche des deux côtés, dans des proportions égales, jusqu'au pôle céphalique. Cette vérification, presque calcu-
lée, donne, ce nous semble, aux propositions fondamentales du fait, une autorité à peu près égale à celle
des démonstrations astronomiques.

Le phénomène qui succède immédiatement à la délinéation de l'*ellipse extérieure*, est la séparation de l'extrémité céphalique de l'*ellipse intérieure*, la peau de

l'embryon, et la formation du repli qui commence le capuchon céphalique. Que l'on se rappelle qu'il y avait continuité entre la peau de l'embryon et le tapis (orea vasculosa), et que la séparation s'opère au-delà de l'*ellipse extérieure*, de manière à déplacer et transporter jusqu'au dessous de la place qu'occupera bientôt la tête, le point de cette même ellipse qui se trouvait au-dessus. Ce déplacement est destiné à remplir un but bien important, la formation et le placement du cœur. Or, il faut une force pour opérer cette division et ce *cheminement;* il faut même que cette force ait un point fixe d'action pour satisfaire un besoin aussi défini, et avec la précision que l'accomplissement du phénomène présente.

Dans la recherche de la cause d'un événement aussi remarquable, il faut tenir compte d'abord de la région dans laquelle il se passe : c'est précisément dans l'axe de l'appareil nerveux, dans l'axe de l'aimant que cet appareil représente au point axuel du plus puissant de ses pôles. Nous avons montré le pôle opposé se recouvrant aussi d'un semblable capuchon, lorsque les globules, presque diffus qui le marquent long-temps, se sont enfin concentrés, et ont accompli une formation distincte. Il est extrêmement probable que l'attraction que l'on sait être bien plus grande dans l'axe d'un aimant, est la force qui s'est employée, non plus à faire cheminer des glo-

bules libres dans les cellules tapis, mais à ramener la
pseudo-membrane elle-même dans l'axe du pôle correspondant. Déjà nous avions fait remarquer l'attraction de
la périphérie de tout le corps nerveux qui a servi à former l'ellipse extérieure et qui avait déplacé les globules
libres dans le tapis, avec une force croissante de la région
de la queue vers celle de la tête ; et dans une telle proportion, qu'il en était résulté le contact de l'*ellipse extérieure*
avec l'*intérieure* vis-à-vis le pôle céphalique, et une grande
distance entre ces deux enceintes vis-à-vis le pôle caudal.
L'inclinaison réciproque des deux courbes exprime des
proportions semblables de l'un et de l'autre côté, et dans
les deux, un accroissement égal des forces et proportionné
à l'accroissement correspondant du volume du corps nerveux, du pôle caudal au pôle céphalique. La délinéation
de l'*ellipse extérieure* est donc un témoignage assez évident
de l'inégalité des forces attractives exercées par la totalité
du corps nerveux ; et puisque l'expression de ce phénomène désigne le pôle céphalique comme le siége du *maxi-
mum* des forces, il est logique de considérer ces dernières
comme le moteur qui sert à déplacer la membrane et à
l'enrouler pour la formation du capuchon.

Cette puissance doit s'exercer sur l'ensemble des tissus
nouveaux et sur tous les points également, dans le prolongement de la ligne axuelle du pôle céphalique : si un

point cède, il doit être le plus faible. Or, deux motifs peuvent faire pressentir sa situation : d'un côté, la cicatricule a obtenu une extension considérable dans sa circonférence, par l'addition de la pseudo-membrane, le tapis (*orea vasculosa*), dont la nature est différente, et qui a conservé des traces de sa formation postérieure ; une *divisibilité* dans le point de connexion, comparable à celle de l'*iris* et de la *charoïde* ; d'un autre côté, la force avec laquelle le corps nerveux a attiré les globules libres dont l'agglomération a formé l'*ellipse extérieure*, étant plus grande dans l'axe du pôle céphalique, elle a pu les rapprocher dans ce point, jusqu'à les faire entrer dans la peau elle-même (*orea lucida*) ; et, en effet, les deux ellipses se trouvent confondues dans ce point, ce qui n'a pu arriver que parce que la matière qui a tracé secondairement l'extérieure, est rentrée dans la limite de l'intérieure. On conçoit alors que dans l'axe du pôle céphalique, le point de connexion des deux membranes peut se trouver en dehors du concours des deux *ellipses*, par conséquent, un tirage suffisant dans cet axe même doit opérer la séparation dans ce point précis, de manière à comprendre dans le lambeau rentrant, le concours même des deux *ellipses*, *le point céphalique du sinus terminal.*

L'exactitude de cette explication semble garantie par

l'observation des phénomènes qui se passent au pôle caudal et de ceux des côtés du même champ d'organisation.

A la queue un capuchon pareil, mais beaucoup moins étendu, est nécessaire. Avant qu'il ne se forme, on peut contempler l'accomplissement des deux faisceaux du corps nerveux et la formation des os pelviens, par la condensation des globules, condensation qui s'opérant bien plus lentement, semble donner le loisir de mieux constater ses progrès et son mode de développement. Or, du moment que l'élément nerveux de la queue et son abri osseux sont distinctement formés, l'extrémité correspondante de la peau (orea lucida) se détache du tapis (orea vasculosa) au point même de connexion, et en se renversant vers la région antérieure de l'embryon, elle forme le capuchon caudal. Ici le point de connexion est loin de l'extrémité correspondante de l'*ellipse extérieure ;* aussi celle-ci reste-t-elle tout entière attachée au tapis, même à une assez grande distance du point de séparation pour que l'intervalle soit occupé par un beau réseau vasculaire, dont le capuchon caudal embrasse le tronc principal : la veine rentrante caudale, souvent double. Ainsi, du moment que la formation de l'élément nerveux de la queue a été complétée, le capuchon correspondant s'est accompli, comme le capuchon céphalique a succédé à la formation distincte du pôle correspondant du corps nerveux ; dans l'un et l'autre bout de la peau, la séparation s'est opérée à la limite de l'*ellipse intérieure*, c'est-à-dire à son point de connexion avec le tapis : donc des forces égales sont nées, dans l'un et l'autre pôle du corps nerveux ; elles sont résultées du degré d'organisation, elles ont été relatives à l'intensité de cette dernière, elles ont agi parallèlement, c'est-à-dire dans l'axe des corps nerveux, ou de l'aimant qu'il représente.

D'un autre côté, tandis que les deux extrémités de la peau abandonnent le tapis pour se replier vers le corps nerveux, et envelopper successivement ses deux pôles, les bords latéraux de cette même membrane, demeurent attachés au tapis ; il ne s'en séparent pas, malgré un tirage sensible qui résulte pour eux de l'enroulement des deux bouts et de l'incurvation de l'embryon sur sa face antérieure. A la vérité, il paraît bientôt un vaisseau qui, passant directement de l'embryon au tapis, par les côtés de la peau, perpendiculairement à l'axe du corps nerveux, doit ajouter à la densité du point de connexion ; mais il est un moment où ce secours n'existe pas, et où la résistance des points latéraux serait étonnante si elle ne pouvait être expliquée par le défaut d'un effort comparable à celui de l'attraction de l'axe dans les deux pôles.

L'enchaînement de ces phénomènes, leurs rapports

sensibles, la similitude qu'ils conservent avec les causes que nous leur assignons, l'espèce de contrôle qu'ils semblent exercer les uns envers les autres et réciproquement, nous paraissent avoir un caractère de vraisemblance au moins égal à celui des hypothèses que les physiciens sont obligés d'admettre pour relier les faits qu'ils étudient.

Le sang paraît, il circule; une force le meut, une action l'a formé. Négligeons pour le moment cette dernière circonstance; attachons-nous à son mouvement : il est d'autant plus curieux à étudier, qu'il ne se fait pas comme celui des globules destinés à passer immédiatement à l'état solide, selon les rayons de la périphérie du corps nerveux. Il n'obéit donc pas à l'attraction directe de ce corps, au moins d'une manière simple : il suit d'autres lois qu'il faut déterminer.

Les mouvemens du sang blanc sont difficiles à étudier dans les premiers momens surtout. Ses globules sont très petits, ils sont transparens, leur mouvement est extrèmement lent. Dans des périodes avancées on l'observe mieux; mais déjà des globules colorés se sont montrés, et l'on ne saurait être sûr qu'ils n'aient pas une grande influence sur les faits observés. Nous ne pouvons donc rien garantir expressément par rapport aux lois du mouvement du sang blanc, si ce n'est que les voies sont identiques et que l'identité des mouvemens est très probable.

Mais nous ne pouvons omettre d'avertir que ce que nous savons de plus positif à cet égard, doit être rapporté surtout au sang rouge. Nous aurons soin d'ailleurs en exposant ou analysant les faits de mentionner la distinction.

Au moment où des globules colorés se montrent dans la région caudale du tapis (*orea vasculosa*), et toujours en dedans de l'*ellipse extérieure*, on les voit se fuir ou se rapprocher réciproquement, à mesure qu'ils s'accumulent dans leur voisinage respectif. La direction dans laquelle ils se meuvent est variable, mais leur mouvement forme toujours *un angle plus ou moins ouvert avec les rayons du foyer correspondant de l'ellipse extérieure*. Leur mouvement se réduit donc, en définitive, à une tangente d'un point quelconque de cette même ellipse. Les globules mus de la sorte, tendraient donc à sortir de cette limite extérieure; et cependant aucun ne s'en échappe; tous forment ou un courant principal sur cette même limite, constamment dirigé de la queue vers la tête, ou des arcs, des communications équivalentes à des *ellipses rentrantes et parallèles*. Il ne faut pas oublier que les vaisseaux ne préexistent pas; que ceux que parcourait auparavant le sang blanc, ne sont nullement en rapport avec le nombre des points où le sang rouge va paraître. Les globules du sang sont libres pour la plupart, autant qu'ils puissent l'être dans les aréoles d'un corps spongio-muqueux (le tapis); le mouvement auquel ils obéiront ne leur est pas imposé par les parois de vaisseaux qui n'existent pas encore et qu'ils vont tracer eux-mêmes. On peut facilement constater que, entre deux masses voisines de globules sanguins, il n'existe aucune communication sensible, quoiqu'il s'en manifeste une ou plusieurs bientôt après.

Le mouvement qui déplace les globules doit venir d'une impulsion assez puissante; ils sont engagés dans le corps mucide que forme le tapis; ils sont nécessairement séparés entre eux par quelque interposition; et quelque peu denses que soient les parties intermédiaires, ils sont tenus d'en surmonter la continuité pour se réunir, et surtout pour se fuir, pour marcher, pour s'acheminer vers l'embryon. Ce terme de leur mouvement est éloigné; il est d'ailleurs déterminé; il faut enfin, et ceci est bien plus difficile, qu'elle les dirige expressément vers ce point-là. Comprendre les lois d'une machine hydraulique toute faite, d'un cœur et des vaisseaux qui en dépendent, peut être chose assez simple, il suffit d'en connaitre les parties. Mais analyser les lois constantes du mouvement d'un fluide dont les voies ne sont pas tracées d'avance. est bien moins aisé. Or ici il est plus clair que le jour que le corps nerveux est la seule chose qui existe d'abord: du sang paraît après ; il se meut loin de l'embryon qu'il est destiné à nourrir ; le cœur paraît ensuite. Ce dernier organe n'a donc pas été le premier mobile ; où donc est le premier agent du mouvement ?

Il est impossible de ne pas rappeler ici les forces électriques que tous les corps manifestent au contact, et l'attraction ou la répulsion réciproque qui en résulte, suivant la disposition de leurs pôles. Cette propriété, dont il est impossible que les globules sanguins ne soient pas pénétrés, et l'accumulation rapide du nombre des globules dans la même région, suffisent pour produire des mouvemens capables de troubler les conséquences de l'attraction simple, selon les rayons des foyers du corps nerveux. Si, comme il y a tant de raisons pour le croire, le corps nerveux est magnétique, il y aura répulsion entre l'un de ses pôles et l'un de ceux des globules sanguins, ce qui doit placer les pôles de ceux-ci selon la perpendiculaire des pôles de celui-là. Dans cette position, les mouvemens des globules résultant de leur répulsion réciproque, ne peuvent être que selon *la perpendiculaire des rayons du corps nerveux*, par conséquent selon les *tangentes de la courbe de l'ellipse extérieure ;* ils ne peuvent donc manquer d'être portés vers cette même ellipse ou parallèlement ; mais constamment du pôle caudal vers le pôle céphalique, parce que c'est vers le premier que les globules paraissent; c'est là qu'ils s'accumulent; c'est là le foyer de leurs répulsions réciproques et de l'impulsion qui en résulte.

Cependant, pour avoir été perturbée dans ses résultats par l'intervention d'une nouvelle cause de mouvement, l'attraction directe du foyer principal, le corps nerveux, n'en est pas anéantie, elle n'est que modifiée. La cause perturbante que nous venons d'indiquer n'est pas même la seule qui complique le mouvement, sans détruire l'action de la première. Le bourrelet qui trace l'*ellipse extérieure* forme une masse notable : cette masse exerce aussi son attraction sur les globules comme feraient les parois d'un vase. On peut donc considérer les globules sanguins, mis en mouvement par leur répulsion respective et par l'accroissement permanent de leur nombre, comme suspendus entre l'attraction du corps nerveux et celle du bourrelet de l'*ellipse extérieure ;* ce qui donne pour résultante de leur mouvement, une *série de tangentes à la courbe extérieure ,* c'est-à-dire *une courbe parallèle à celle de l'ellipse extérieure.*

Ainsi les globules sanguins circulant autour d'un embryon sont l'image complète et fidèle des corps célestes gravitant autour d'un centre commun, balancés entre l'attraction de ce point et celle d'une foule d'autres, décrivant des courbes régulières et définies autour du prin-

cipal foyer d'attraction. La seule différence consiste en ce
que les globules du sang sont destinés à tomber dans le
foyer même autour duquel ils gravitent, et nous verrons
que ce phénomène a ses raisons propres ; tandis que les
astres, dont les courbes de mouvement ont aussi leur
périgée et leur opagée, comme celles de globules, passent
près de leur foyer sans y entrer.

Il est un point où l'attraction du corps nerveux obtient
tout son effet sur les globules sanguins, sans subir aucune
modification des causes concomitantes : c'est l'axe même
du pôle caudal. Dans ce point, la répulsion et l'attraction
des globules servent seulement à leur faire tracer un réseau dont les mailles décroissent à mesure qu'elles s'éloi-
gnent de la circonférence ; et bientôt toutes les masses
sont réduites à un ou deux courans qui marchent selon
l'axe du pôle correspondant. Cependant il y a encore là
une particularité digne de remarque, parce que plus tard
nous trouverons des conditions analogues : chacun des
vaisseaux rentrans caudaux marche *selon l'axe de l'un des
élémens composant* ou des *cordons du corps nerveux*. On
conçoit cette précipitation du courant caudal dans la
parallèle du corps nerveux, par la force d'attraction qui
règne dans l'axe des pôles d'un aimant : cette force que
nous avons vue capable de désunir les extrémités de la
peau d'avec le tapis et de l'enrouler de part et d'autre

pour en former les capuchons, toutes les causes de mouvemens contraires ou différens en ont été vaincues, l'emporte sur tout autre.

Quant à l'impulsion qui ayant conduit les globules
jusque vers le pôle céphalique par les côtés de l'*ellipse
extérieure*, change tout-à-coup la direction des deux
courans ascendans au point où ils allaient être opposés,
pour les jeter dans la parallèle du corps nerveux, il en
existe une raison mécanique dans le déplacement que
la formation du capuchon céphalique a fait subir au
point correspondant de l'*ellipse extérieure*, transfor-
mée depuis en *sinus terminal*. Mais ce motif est singulièrement fortifié par la même force d'attraction selon
l'axe du pôle céphalique : on en voit une preuve sensible
à l'accélération des courans dans cette course rentrante ;
accélération qui ne peut être attribuée aux battemens du
cœur, puisque le mouvement est uniforme jusqu'à une
époque avancée, et même alors jusque très près du cœur.

Une attraction plus simple, plus facile à observer dans
ses effets et plus aisée à comprendre après l'exposition des
lois de la précédente, préside au mouvement du sang
blanc et du sang rouge, dans les vaisseaux que nous
avons appelés *de la gerbe* ou *des gerbes*. Ces vaisseaux
très déliés et fort nombreux dans le pôle caudal s'inclinent, par une courbe en *hélice*, d'un point donné de

l'*ellipse extérieure* dans la parallèle du corps nerveux pour s'ouvrir dans l'un des rentrans caudaux. Dans le pôle céphalique, ces mêmes vaisseaux subissent d'abord la même courbure; mais ils se relèvent à leur extrémité rentrante, pour s'ouvrir dans l'un des rentrans céphaliques au point de leur immersion dans le cœur. Cette marche simple est un des faits qui porteraient à croire à l'existence d'un courant magnétique dans le corps nerveux, selon son grand axe. Au reste, les vaisseaux dont il s'agit et par conséquent les courans de globules qui les ont tracés sont placés si près les uns des autres, qu'en admettant, ce qu'il est bien difficile de rejeter, que la polarisation respective des globules leur a donné le mouvement, ce qui aurait formé une chaine de globules électriques, par conséquent un courant électrique, un arc complet de l'un à l'autre pôle, répété des deux côtés, on ne peut s'empécher de rappeler que *des courans parallèles et ayant la même direction s'attirent mutuellement :* loi qui a bien pu recevoir son application dans ce cas, car le parallélisme de la courbe de ces vaisseaux est presque complet et pourtant il y a peu d'anastomoses entre eux.

Une autre considération qui ne peut manquer de rappeler l'attention vers les forces électro-dynamiques dans l'étude des phénomènes dont il s'agit, est celle de la formation du sang. Des combinaisons ont été nécessaires;

elles s'accomplissent hors de l'embryon et lorsque celui-ci
est encore dépourvu de tous les appareils auxquels on est
accoutumé d'attribuer l'hématose. Cette fonction s'est
opérée entre la masse vitellaire et le tapis. Il n'y a point
là d'organes, il n'y a pas même encore des vaisseaux ; cependant la matière était jaune ; elle se montre colorée en
rose et bientôt en rouge , avant d'avoir pénétré jusqu'à
l'embryon et d'y avoir pu éprouver la moindre influence.
Les combinaisons nécessaires sont d'un ordre fort élevé ;
leur résultat s'annonce précisément au point où la matière
entre sous la domination du corps nerveux ; lorsqu'elle
obéit à son attraction. Les combinaisons du même ordre
se poursuivent sans doute, pendant l'acheminement du
sang vers l'embryon ; car la couleur devient plus intense
pendant le trajet des globules dans le sinus terminal ou
dans les voies parallèles. Le concours d'un agent puissant est nécessaire ; le seul dont l'influence peut être
constatée est le plus puissant de tous ceux que l'on connait : eh ! comment celui qui fait rougir, fondre et vola-
tiliser tous les métaux , reparaître la forme métallique
des plus réfractaires de ces substances, ne serait-il pas
capable d'opérer ces combinaisons ? Si, comme il n'est pas
possible d'en douter, la constitution du sang , la formation des solides, les sécrétions, etc., sont autant de produits de combinaisons chimiques dont les matériaux et

les conditions nous sont encore inconnus, l'agent doit être l'un des plus puissans de la nature, et il est extrê-mement probable que c'est lui que nous voyons composer sous nos yeux, des globules du sang rouge et les parois des vaisseaux qui naissent sur le passage des courans de ce liquide. Ceci est hypothétique sans doute; mais quelle hypothèse eut jamais en sa faveur de plus grandes pro-babilités; quelle conception a marché d'aussi près sur la trace des faits qui l'ont fait naître?

Rien n'est mieux déterminé que les principales distri-butions des vaisseaux artériels; rien aussi n'est plus im-portant : il est démontré, en effet, qu'à cette circonstance tient la normalité des formes dans les diverses espèces, et qu'une déviation de vascularité entraîne des diffor-mités proportionnelles. Or, pour entendre la régulière distribution des vaisseaux, c'est-à-dire des courans du sang qui les précède, il faut concevoir nettement deux conditions : la première, l'influence d'un appareil ner-veux sur sa marche; la seconde, la parfaite liberté de la part du sang, d'obéir aux impulsions qu'il reçoit, ou d'y ajouter ce qui peut dépendre de sa propre constitution. Quant à la première condition, nous rappellerons qu'il résulte de ce que nous avons exposé dans les descriptions anatomiques, que le sang marche toujours dans l'axe de l'embryon et dans le plus grand rapprochement possible du corps nerveux. Quant à la seconde, nous rappellerons aussi que les globules sanguins, les masses qu'ils forment, sont toujours contenus dans la substance *spongio mucide* qui constitue la trame de la peau et qui se montre partout très perméable. Avec ces données fondamentales, tâchons de pénétrer les lois de la distribution des vaisseaux dans le corps de l'embryon et au dehors.

L'existence distincte des artères aorte et pulmonaire est un des premiers phénomènes remarquables que présente la circulation inter-embryonnaire. Elle résulte de la séparation en deux parties parallèles du courant unique que le sang forme d'abord, en se laissant réfléchir sous la masse nerveuse correspondante au cerveau, et déjà recourbée en devant. Après la formation du confluent dans le vaisseau ceintré, par les courans des vaisseaux rentrans céphaliques, la colonne de liquide qui prépare le cœur se dirige dans l'épaisseur de l'étoffe antérieure du capuchon céphalique, de bas en haut jusque sous la tête. Là, elle est réfléchie d'avant en arrière, et puis de haut en bas, marchant alors dans l'épaisseur de l'étoffe postérieure, c'est-à-dire, dans la même trame cutanée où s'est développé le corps nerveux, mais en avant de ce même corps. C'est dans le point de la réflexion sous-céphalique que se fait la bifurcation pulmo-aortique, laquelle est déjà effacée au point où le courant devient descendant :

là, les deux parties se confondent de nouveau et le courant devient unique. Le but de cette bifurcation passagère est bien évident; mais quelle en est la cause? Nous avons déjà signalé des faits propres à insinuer que, en outre de l'influence d'ensemble que le corps nerveux exerce sensiblement auprès et au loin, les deux élémens qui le composent pourraient bien avoir, à de courtes distances, une influence propre et distincte : celui-ci nous semble pouvoir être rangé dans cette catégorie. Il nous paraît probable que le courant ascendant du sang s'étant placé au plus près du point le plus volumineux et le plus puissant de ces deux élémens, il en a ressenti l'influence distincte, car si un courant galvanique tourne de l'un à l'autre pôle de chaque faisceau, l'action de la double puissance a bien pu séparer en deux parties parallèles le courant unique du sang. De même, en redescendant, le voisinage est moins intime, le volume des faisceaux diminue, et la force distincte de chacun se confondant dans une force commune, confond de nouveau les deux parties du courant sanguin en un seul.

Les doubles contours par lesquels la suite du vaisseau ceintré prépare le cœur, ne paraissent dépendre que de deux causes mécaniques : la première l'allongement exclusif d'un vaisseau fixé par ses deux extrémités et obligé de tenir dans un trop court espace; la seconde, le moindre développement de l'une des parois par rapport aux autres; moyen par lequel s'accomplissent toutes les attaches qui servent à fixer les plantes rampantes à leurs points d'appui. On ne peut entendre que de cette manière la constance du sens dans lequel se font toujours les boucles qui préparent les ventricules et les aureillettes, et qui règle la position et les rapports de ces parties de l'organe.

Il est une dernière considération qui mérite toute l'attention des observateurs, et dont l'explication n'est pas exempte de difficultés : c'est celle de la circulation extra-embryonnaire, celle qui se fait de l'embryon au tapis et réciproquement.

Vers l'époque où le second capuchon va se former, et lorsque le sang blanc circule encore seul dans les vaisseaux de l'embryon, une traînée lumineuse de chaque côté du corps nerveux, sur les traces des masses latérales des vertèbres, indique seule les deux branches dans lesquelles l'aorte se montrera divisée plus tard. Dès-lors aussi un vaisseau se montre de chaque côté de l'embryon, formant un angle droit avec son axe : il est en continuité avec la trace lumineuse dont nous venons de parler; il en est une branche qui s'étend aux parties latérales du tapis; c'est le rudiment de l'artère mésentérique. Comment le courant de sang qui suivait l'axe du corps nerveux s'est-il détourné en partie, de manière à se projeter *sous un angle droit* de chaque côté de ce même axe? Pour trouver la solution de ce problème, il faut remonter aux phénomènes qui nous ont fait comparer le corps nerveux complètement développé, à un aimant simple. Nous avons observé jusqu'ici les effets de l'attraction distincte de ses pôles, de celle de l'axe commun, de celle de l'axe de chacun des élémens parallèles; voici probablement un phénomène qu'il faut rapporter à sa ligne moyenne. Dans cette ligne qui ne forme véritablement qu'une série de points croisant perpendiculairement le centre de la longueur d'un aimant, l'attraction même de l'axe est totalement nulle; or, c'est précisément sur le point central de la longueur du corps nerveux que cet embranchement artériel se trouve; il a lieu des deux côtés, et dans deux points très exactement parallèles. Dans l'un et dans l'autre côté, les deux vaisseaux se projettent sous le même angle, et cet angle est très positivement l'angle droit.

Les divisions que l'un et l'autre subissent, après cette course latérale et directe, semblent confirmer les mêmes vues : ces divisions consistent dans des branches ascendantes et des branches descendantes, ou céphaliques et caudales; et les sous-divisions aussi bien que les branches principales, répètent partout des parallèles de la courbe extérieure, celle de l'*ellipse externe*.

On peut donc admettre que le courant libre du sang
qui suivait l'impulsion de l'axe du corps nerveux, s'est
échappé en partie par la *césure* que l'on peut se représenter
par la ligne moyenne du corps aimanté : là, entre des at-
tractions contraires, il y avait neutralité, espèce de voie
libre par laquelle une partie du courant a pu s'échapper,
mais en se disséminant, au moment où sa course devait
se ralentir, les parties latérales de cette masse liquide ont
dû rentrer dans la sphère d'action de l'un ou de l'autre
pôle et s'en laisser attirer suivant une courbe parallèle à
l'*ellipse extérieure* d'abord, puis suivant une courbe rentrante, en vertu de l'accroissement d'attraction par la
diminution des distances. Aussi les subdivisions de ces
courans rentrent-elles bientôt vers le corps nerveux, où
elles pénètrent enfin par les *vaisseaux des gerbes* et par
les *troncs rentrans*, où ils trouvent déjà des parois formées, et par conséquent des contours inévitables tout
tracés.

Cette explication nous paraît si plausible, qu'il nous
semble inutile d'insister davantage sur son harmonie
avec celle de tous les autres phénomènes ; mais il nous
semble bien plus difficile d'expliquer la formation des
courans de sang veineux, qui rentrent au cœur en suivant en sens inverse, les voies tracées par le sang artériel.
Nous ne pouvons assigner aucune loi physique dont on

puisse trouver là l'application. Les courans électriques parallèles ne s'attirent qu'autant qu'ils ont la même direction : dans des directions opposées ils se repoussent. En supposant le sang électrisé, comment des courans opposés de sang artériel et de sang veineux, se sont-ils rapprochés au point de marcher l'un sur l'autre ou côte à côte, presque partout? comment le sang veineux marche-t-il en opposition complète avec les lois de l'attraction auxquelles le sang artériel semble obéir si exactement?

La densité des deux espèces de liquide est différente : le sang marche dans la substance mucide qui attend une organisation plus parfaite et qui s'en laisse pénétrer sans résistance; les parois des vaisseaux en sont manifestement formées; serait-ce qu'après la fixation des globules destinés à cette formation vasculaire, il se ferait à travers ces parois imparfaites, un échange entre des globules moins denses, mobiles dans les cellules voisines, et ceux qui auraient acquis plus de densité dans le courant primitif? De cet échange résulterait-il une opposition suffisante de densité entre deux masses contigues pour entraîner la contrariété de mouvement? Peut-on croire que de là vienne l'impulsion contraire des deux sortes de courans? Serait-ce là l'explication naturelle du constant *satellitisme* des sinus et des artères, non-seulement dans cet appareil, mais encore partout dans l'organisme? Ce

fait est si général, qu'il est impossible qu'il n'ait pas une
cause générale et uniforme : mais nous avouerons sans
détour qu'aucune des explications que la physique nous
a offertes ne nous ont complètement satisfait : la loi que
nous venons d'invoquer n'a pas encore été assez étudiée
dans l'organisme, pour que l'on puisse garantir l'application que nous en proposons avec une défiance légitime;
mais si la démonstration que notre hypothèse est fondée
pouvait être acquise, ce serait là la clé d'un grand nombre de phénomènes encore inexpliqués et peut-être bien
simples.

EXPLICATION DES PLANCHES.

PLANCHE I.

Figure 1. Élevation de la couveuse.

Fig. 2. Plan.

Fig. 3. Coupe suivant A B.

A   Thermomètre.

B   Couvercle percé de trous.

C   Panier pour mettre les œufs.

D   Espace vide avec conduits destinés à établir un courant d'air.

F   Vase qui renferme de l'eau.

GG   Orifices pour mettre et ôter de l'eau.

H   Lampe à esprit de vin.

I   Dispositif pour faire monter la mèche.

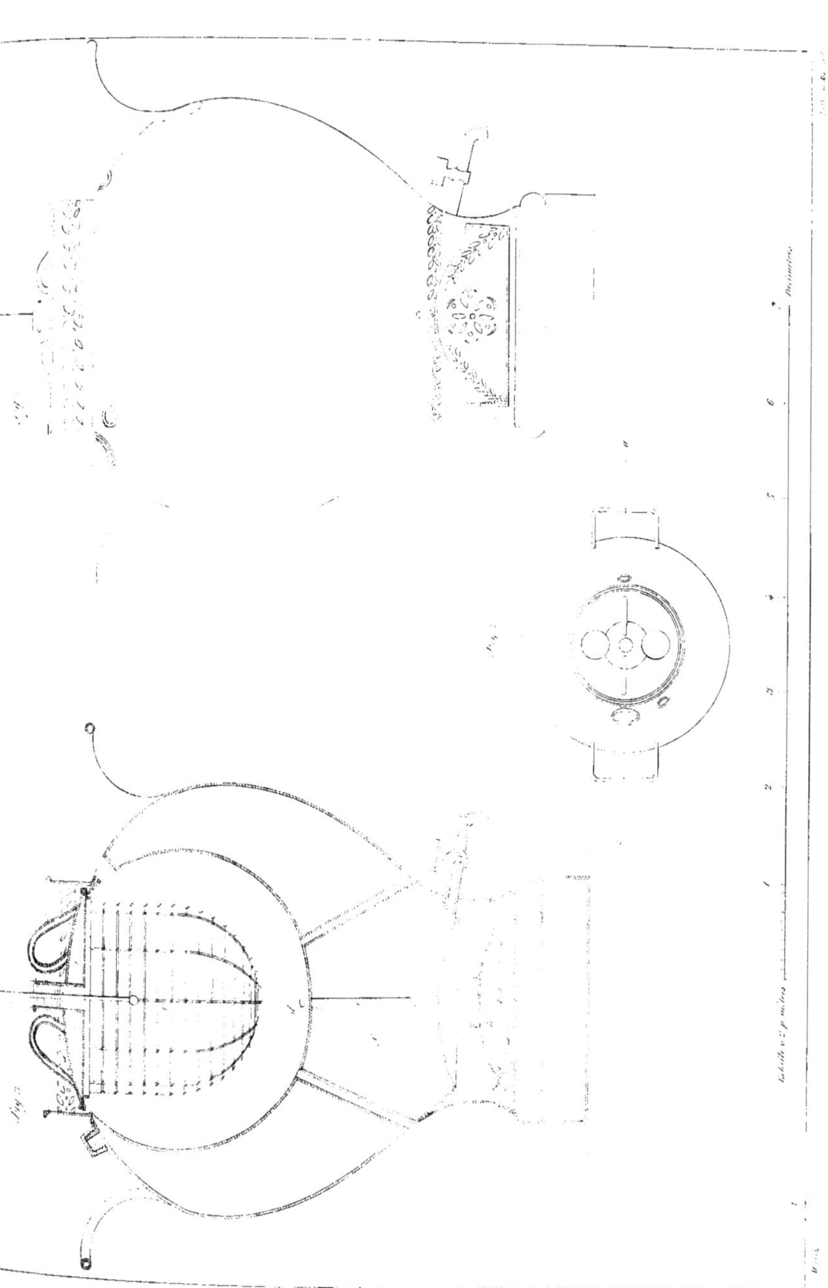

FIGURE 4. Coupe verticale d'un œuf; double spirale des chalazes; ligament qui fixe le blanc au petit pôle de la coque; plus grande masse du blanc à la région déclive dans l'équateur.

FIG. 5. Coupe verticale d'un œuf; premiers progrès de l'incubation; ouverture spontanée du blanc sur le blastoderme; saillie de ce dernier; les halones ou ondées du jaune disposées en arc de cercle autour de la cicatricule.

FIG. 6. Coupe horizontale d'un œuf incubé; les halones plus prononcées.

FIG. 7. Vue de la partie centrale du blastoderme; nuage central à circonférences transparentes; cercle destiné à passer à la forme elliptique; le tapis au-delà de ce contour.

FIG. 8. Seconde vue du blastoderme; ligne moyenne transparente, nuages formés par l'agglomération des globules qui forment deux masses générales du côté de la tête et du côté de la queue.

Le cercle s'allonge.

FIG. 9. Troisième vue du blastoderme; les nuages des globules sont plus sensibles; ils se rangent des deux côtés de la ligne axuelle; la forme elliptique du contour se prononce davantage.

Fig. 5

Fig. 4

Fig. 7

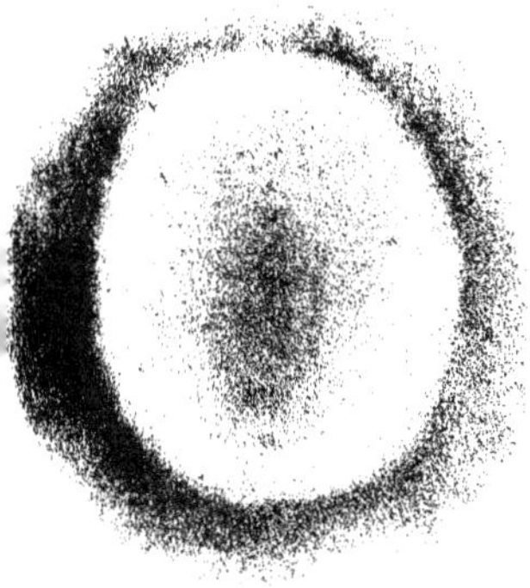

Fig. 6

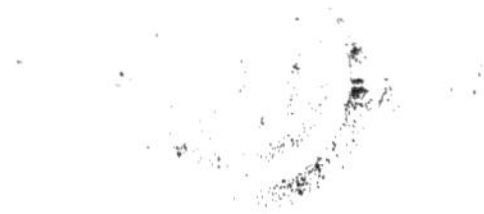

Fig. 8

Fig. 9

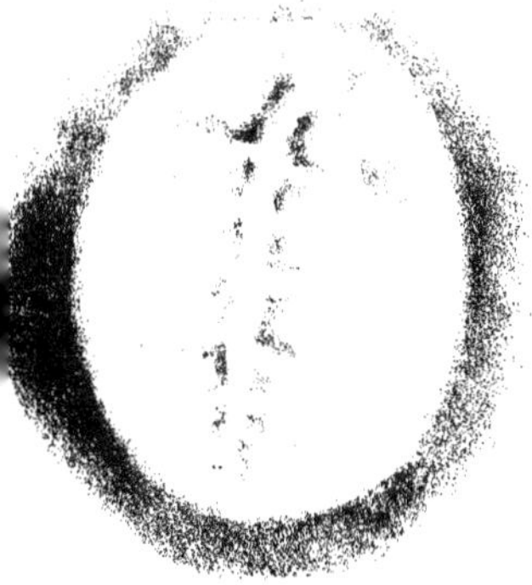

PLANCHE III.

FIGURES 10. Plusieurs arcs sont confondus ; les lignes parallèles se prononcent ; des globules isolés forment des trainées prolongées ; l'ellipse se perfectionne.

FIG. 11. Tous les arcs sont réunis ; quelques points se prolongent encore. Les ondulations des deux bandes sont les dernières traces des arcs qui se réunissent ; l'ellipse intérieure est achevée ; l'ellipse extérieure se forme ; elles sont confondues du côté de la tête.

FIG. 12. Les bandes sont bien formées vers la tête ; l'état du capuchon atteste un travail assez avancé ; cependant la queue est dans un état insolite ; il y a une maladie de la moelle épinière qui en tient les élémens écartés.

FIG. 13. Le capuchon commençant d'atteindre le pôle céphalique ; les ondulations des bandes nerveuses sont effacées presque complètement.

fig. 10.
fig 12
fig 13
fig 11

Figure 14. Séparation du capuchon céphalique ; sinus terminal, ou ellipse extérieure. Courans alignés de globules, attirés du champ translucide vers le capuchon : première apparition des vertèbres.

Fig. 15. Progrès du capuchon céphalique ; les connexions avec l'ellipse extérieure.

Fig. 16. Les deux bandes nerveuses sont unies dans la ligne médiane ; elles sont très développées au pôle céphalique, et s'élargissent de ce côté pour préparer le cerveau ; plus bas, elles s'enroulent et vont former une suture postérieure.

Fig. 17. Le capuchon recouvre la partie céphalique du corps nerveux ; on voit le point d'union ou de commissure moyenne du cerveau ; l'enroulement de la région cervicale est plus avancé ; la suture postérieure est bien marquée.

Fig. 18. Même aspect, l'inclinaison réciproque des lames n'est pas aussi avancée, ni le développement.

Fig. 19. Aspect antérieur du cerveau et de la moelle ; la suture antérieure est fort avancée, on voit la suture moyenne ; il y a eu maladie à la région de la queue.

fig. 16.

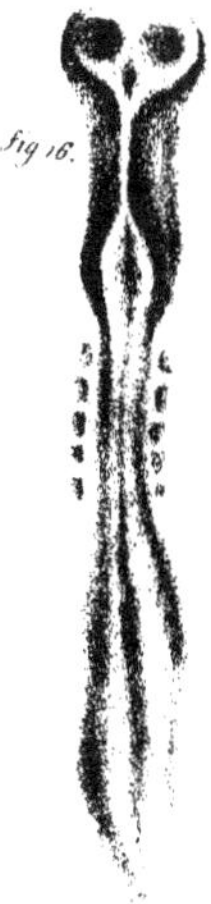

fig. 14.

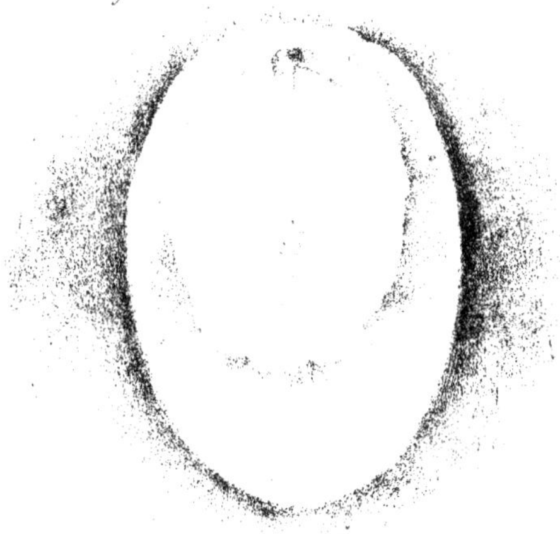

fig. 18.

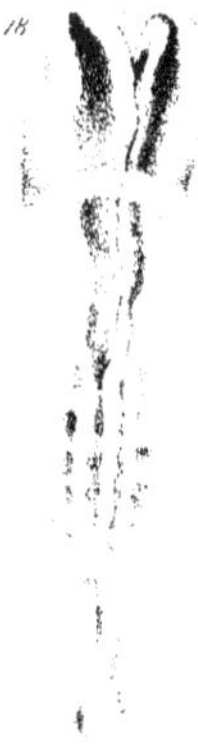

fig. 19.

fig. 17.

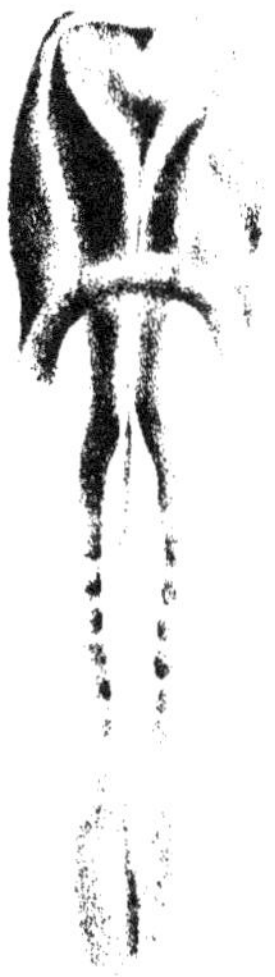

fig. 15.

PLANCHE V.

Figure 20. Le vaisseau ceintré est surmonté d'un vaisseau droit et renflé ; c'est le commencement du cœur.

Fig. 22, 23, 24. Ces figures sont destinées à montrer les progrès de la suture postérieure de la moelle épinière, et la saillie que fait le cœur à droite lorsqu'il commence à former une anse en se déjetant.

Fig. 25. Saillie extérieure du cœur formant une anse entière, et des plis anguleux ; commencement du capuchon caudal.

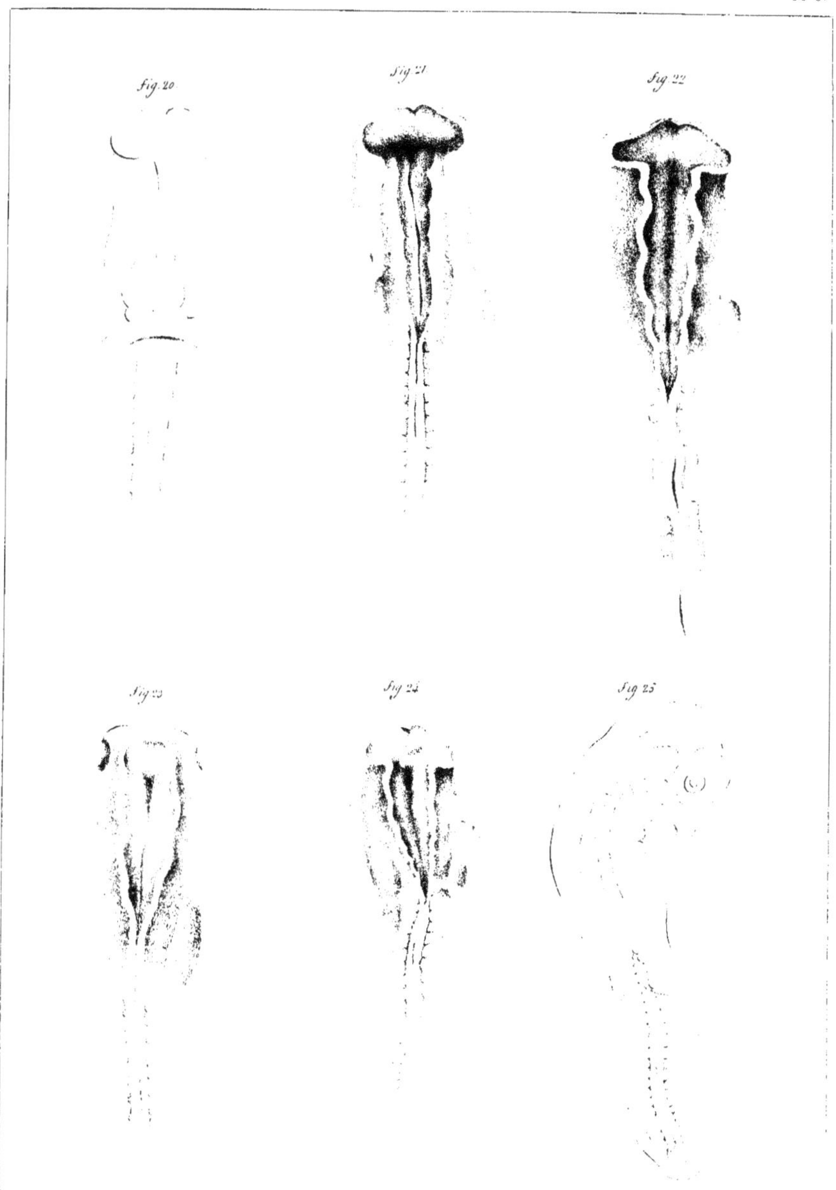
Fig. 20
Fig. 21
Fig. 22
Fig. 23
Fig. 24
Fig. 25

PLANCHE VI.

Figure 26. Le capuchon caudal terminé.

Fig. 27. La gerbe céphalique droite dans tout son développement ; les vaisseaux à sang blanc, distingués seulement par la pénombre de leurs intervalles ; leurs anastomoses nombreuses forment un réseau à mailles losangoïdes très aigues.

Fig. 28. Le cœur formant des contours opposés mais non bouclés ; les vaisseaux rentrans céphaliques passant l'un sous la tête et le second contour du cœur, l'autre derrière le corps et sous les lombes ; les deux branches aortique et pulmonaire, séparées d'abord, visibles à travers les branchies et réunies ensuite ; naissance des branches cérébrales (carotides) ; cours de l'aorte devant l'épine.

Fig. 29. Aspect postérieur ; gerbes céphaliques et caudales formant un système complet.

Fig. 30. Autre aspect postérieur de la gerbe céphalique droite ; les objets ont grandi ; les mailles sont plus grandes et les vaisseaux plus spacieux ; le second dessin donne un aspect d'un vaisseau avec les globules jaunes qu'on y distingue.

Fig. 31. Aspect d'un vaisseau dans le moment de la formation des parois par la pression et la déformation des globules.

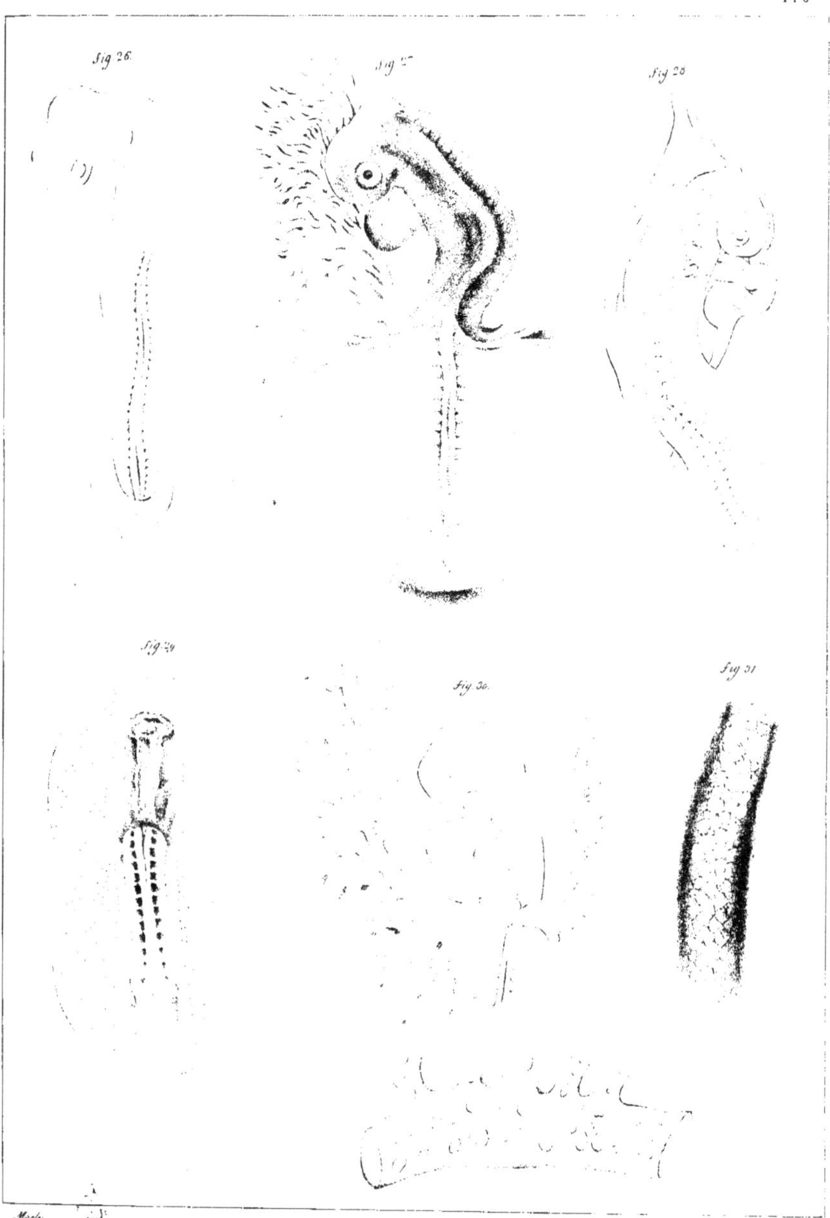

Fig 26.
Fig 27.
Fig 28.
Fig 29.
Fig 30.
Fig 31.

PLANCHE VII.

Figure. 32. Agglomération des globules dans le tapis pour la formation des veines.

Fig. 33. Aspect en grand des artères et des veines dans le tapis avec le sinus terminal; un vaisseau rentrant caudal; deux vaisseaux rentrans céphaliques; la gerbe céphalique gauche; l'artère latérale se séparant à angle droit.

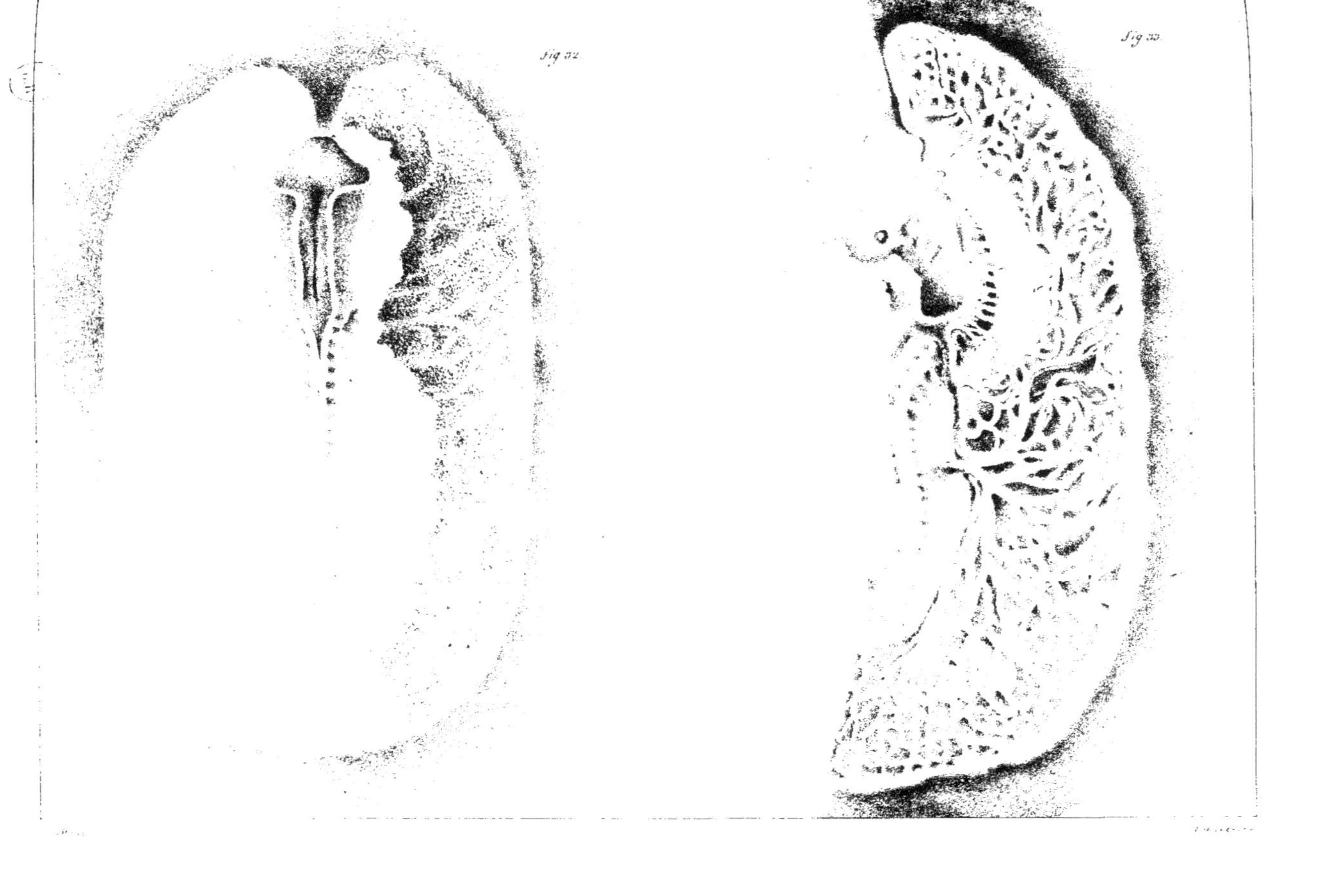

Fig. 32.
Fig. 33.

PLANCHE VIII.

Figure 34. Idée de l'ensemble des systèmes artériel et veineux dans le tapis, et de la fidélité avec laquelle ils se suivent.

Fig. 35. Idée de l'appareil veineux seul et de sa prodigieuse extension.

Fig. 36. Expression exacte des contours du vaisseau unique qui prépare le cœur.

Fig. 37. Contours du vaisseau qui prépare le cœur éraillés par un tiraillement qui les étale et les fait mieux comprendre.

Fig. 38. Même aspect; les lignes ponctuées indiquent l'abaissement de l'éperon des artères aorte et pulmonaire; le tirage qui efface le pli du second contour du vaisseau; les pincemens qui doivent distinguer les aureillettes et les ventricules.

Fig. 39. Même aspect, mais vu du côté gauche.

Fig. 40. Cœur vu du côté gauche et chez lequel les pincemens qui doivent marquer les aureillettes ne sont pas encore indiqués.

Fig. 41. Même aspect; les pincemens qui doivent marquer les quatre cavités sont bien indiqués; le ventricule droit n'est pas encore uni à l'aureillette correspondante.

Fig. 42. Coupe qui fait voir l'éperon des artères aorte et pulmonaire qui tend à séparer les ventricules en formant la cloison.

Fig. 43. Segment moyen du même cœur.

Fig. 44. Segment inférieur.

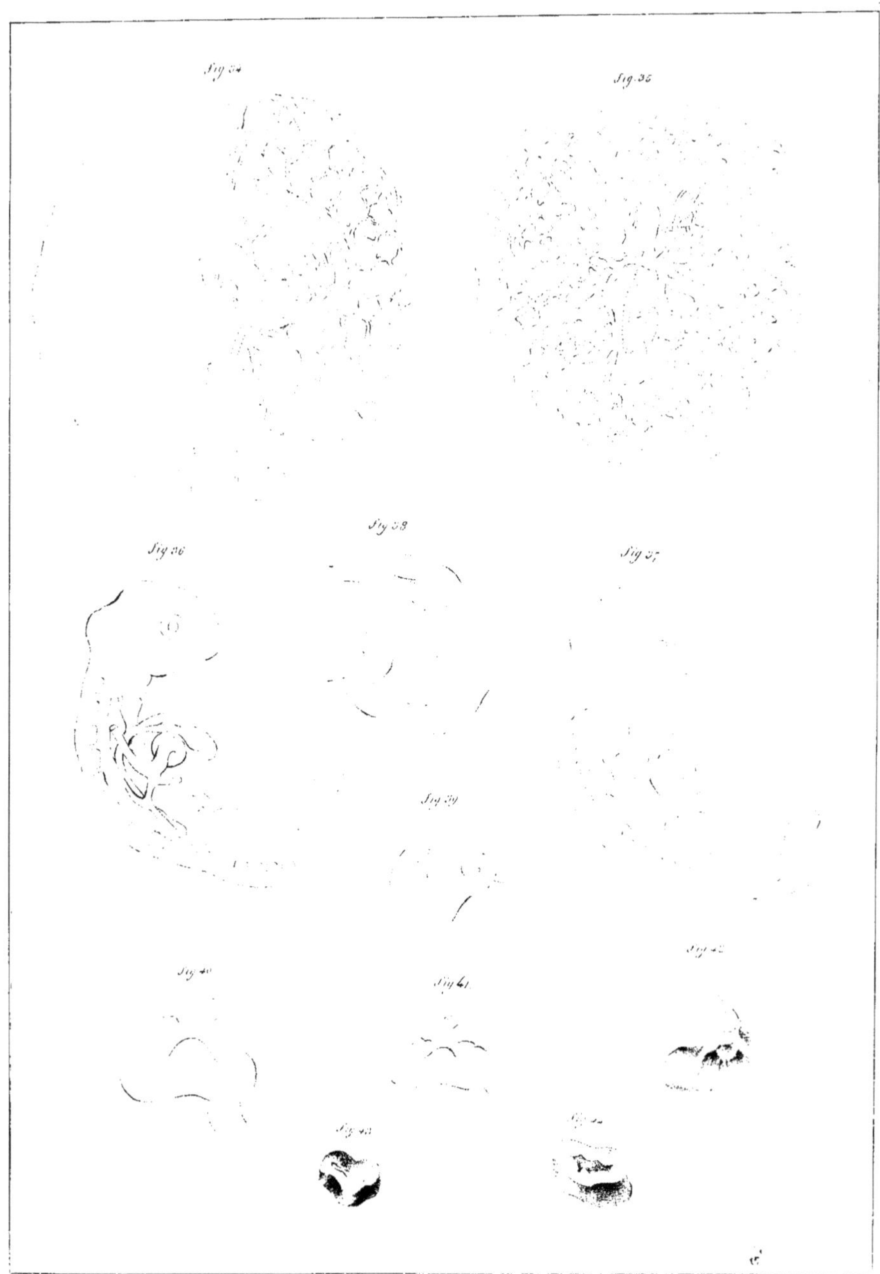

Fig. 34
Fig. 35
Fig. 38
Fig. 36
Fig. 37
Fig. 39
Fig. 40
Fig. 41
Fig. 42
Fig. 43
Fig. 44

EXPLICATION DE LA PLANCHE.

EXPLICATION.

Figure 1. Vésicule de Graaf extraite de l'ovaire d'une lapine, et à laquelle on a pratiqué une incision pour en faire écouler le liquide qui tient l'œuf en suspension.

Fig. 2. Œuf considérablement grandi extrait d'un vésicule de Graaf; A membrane vitelline que je compare à celle qui renferme le jaune des oiseaux; B vitellus ou analogue du jaune; F vésicule analogue à celle que Purkinjé a démontrée chez les oiseaux.

Fig. 3. Œuf au quatrième jour après la conception, chez lequel on ne voit plus de traces de la vésicule qu'il présentait dans l'ovaire; A membrane vitelline; B vitellus transformé en vésicule blastodermique.

Fig. 4. Œuf au septième jour après la conception; A membrane vitelline; B vésicule blastodermique; N tache embryonnaire née dans l'épaisseur de la membrane blastodermique et du côté qui correspond à la ligne mésentérique de la matrice; M ligne mésentérique.

Fig. 5. Coupe idéale d'un œuf au neuvième jour après la conception; F membrane corticale exhalée par la matrice; A membrane vitelline; B vésicule blastodermique qui se transforme en vésicule ombilicale; OO vaisseaux blastodermiques ou omphalo-mésentériques; M ligne mésentérique.

Fig. 6. Œuf au dixième jour après la conception; F membrane corticale; A membrane vitelline; B vésicule ombilicale dont la voûte inférieure commence à se rapprocher de la supérieure; OO vaisseaux omphalo-mésentériques; C vessie ovo urinaire qui a perforé les membranes vitelline et corticale.

Fig. 7. Œuf à une époque fort avancée de son développement; la membrane corticale a été absorbée; A membrane vitelline; B vésicule ombilicale dont la voûte inférieure s'est rapprochée de la supérieure jusqu'au contact; OO vaisseaux omphalo-mésentériques; C vessie ovo-urinaire qui, après avoir perforé la membrane vitelline, est venue s'appliquer sur la figure mésentérique de la matrice pour former le placenta par son adhérence; M ligne mésentérique.

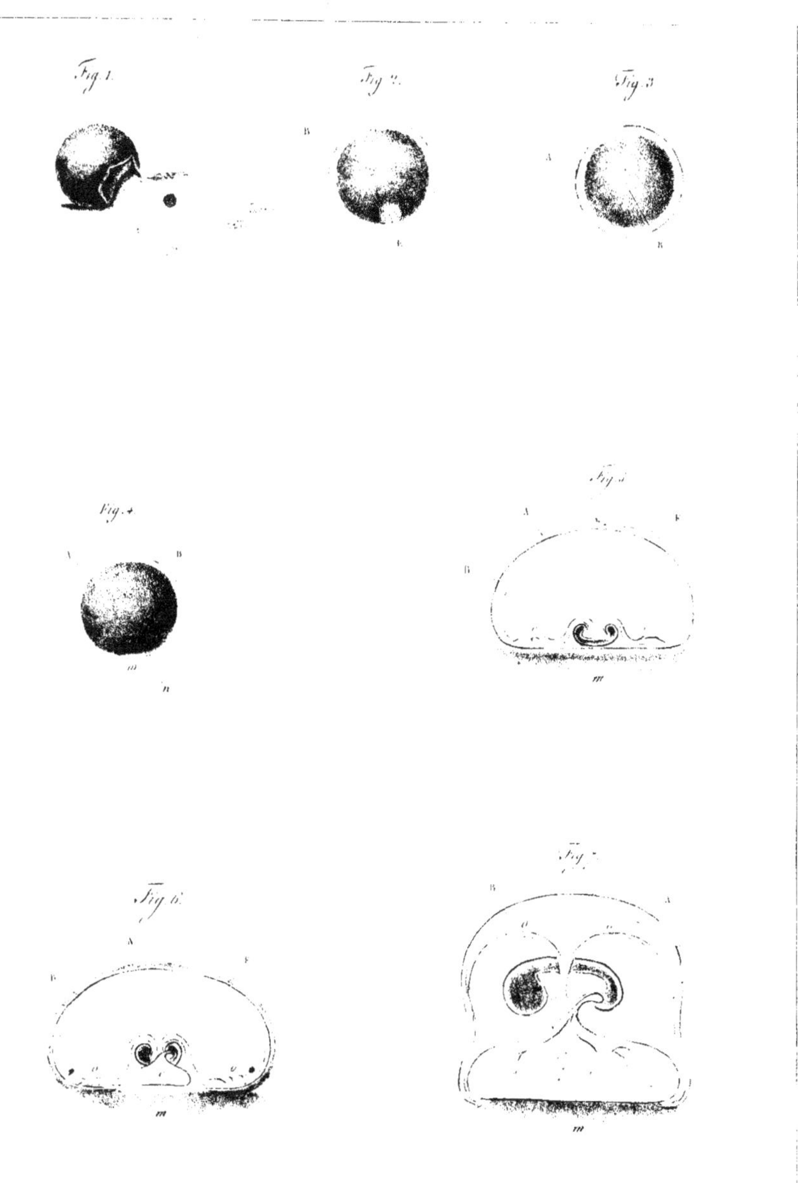

Fig. 1.
Fig. 2.
Fig. 3.
Fig. 4.
Fig. 5.
Fig. 6.
Fig. 7.